Carl-Auer

*»Bei allen Menschen und bei allen Arten von Schmerzen ist der allerwichtigste ›Schmerzgenerator‹ das Gehirn.«*

(Jensen 2012, S. 234)

Zu diesem Buch gibt es zusätzliches Material online:
http://www.carl-auer.de/machbar/chillen_unterm_sorgenbaum

Andrea Kaindl

# Chillen unterm Sorgenbaum

Chronische Schmerzen bei Kindern und Jugendlichen

Ein verhaltens- und hypnotherapeutisches Behandlungsmanual

2017

Themenreihe »Hypnose und Hypnotherapie«
hrsg. von Bernhard Trenkle
Umschlaggestaltung: Uwe Göbel
Umschlagfoto: © Richard Fischer • www.richardfischer.org
Satz: Drißner-Design u. DTP, Meßstetten
Printed in Germany
Druck und Bindung: CPI books GmbH, Leck

MIX
Papier aus verantwortungsvollen Quellen
FSC® C083411

Erste Auflage, 2017
ISBN 978-3-8497-0198-7 (Printausgabe)
ISBN 978-3-8497-8099-9 (ePUB)
ISBN 978-3-8497-8086-9 (PDF)


Bibliografische Information der Deutschen Nationalbibliothek:
Die Deutsche Nationalbibliothek verzeichnet diese Publikation in der Deutschen Nationalbibliografie; detaillierte bibliografische Daten sind im Internet über http://dnb.d-nb.de abrufbar.

Informationen zu unserem gesamten Programm, unseren Autoren und zum Verlag finden Sie unter: **www.carl-auer.de**.

Wenn Sie Interesse an unseren monatlichen Nachrichten aus der Vangerowstraße haben, abonnieren Sie den Newsletter unter http://www.carl-auer.de/newsletter.

Carl-Auer Verlag GmbH
Vangerowstraße 14 • 69115 Heidelberg
Tel. +49 6221 6438-0 • Fax +49 6221 6438-22
info@carl-auer.de

# Inhalt

# Einleitung

**Philipp**, 8 Jahre alt, 2. Klasse Grundschule, wird schon seit über zwei Jahren von krampfartig auftretenden Bauchschmerzen geplagt. Es bestand der Verdacht auf eine immer wieder aufflammende Blinddarmentzündung. Philipp wurde deshalb operiert. Seit der Appendektomie vor einem Jahr sind die Bauchschmerzen aber eher noch schlimmer geworden. Immer häufiger klagt Philipp über einen Dauerbauchschmerz.

**Emma**, 13 Jahre alt, 6. Klasse Mittelschule, hat häufige und lange anhaltende Kopfschmerzen, gegen die sie scheinbar nichts unternehmen kann. Sie klagt deshalb gar nicht mehr darüber. In der letzten Zeit sind allerdings ihre Schulleistungen stark abgefallen. Bei einem Gespräch darüber erzählt Emma ihren Eltern, wie sehr die dauernden Kopfschmerzen ihre Konzentration beeinträchtigen.

**Ahmed**, 11 Jahre, 5. Klasse Gymnasium, leidet ungefähr zweimal im Monat unter anfallsartigen Kopfschmerzen. Er möchte sich dann nur noch ins Bett legen. Gleichzeitig ist ihm übel und er erbricht. Manchmal kann er, kurz bevor die Kopfschmerzen kommen, nicht mehr richtig sehen: Ein Teil des Gesichtsfeldes ist blind, und es tauchen Lichtblitze auf. Dies irritiert ihn sehr und macht seiner Mutter große Sorgen.

Bei aller Verschiedenheit haben diese Kinder eines gemeinsam: Sie leiden unter beeinträchtigenden wiederkehrenden oder chronischen Schmerzen, sind aber körperlich völlig gesund – das hat eine eingehende und differenzierte somatische Diagnostik ergeben. Es gibt deshalb auch keine einfache und sofort wirksame medizinische Therapie, die diese Schmerzen beseitigen und ihr Wiederauftreten verhindern könnte.

Trotz einer großen Erleichterung darüber, dass es in diesen Fällen keine schwere Erkrankung als Ursache der Schmerzen gibt, stellen sich nun aber bei Eltern und Kind Rat- und Hilflosigkeit ein: Der Alltag ist stark gestört, die Fehltage in der Schule häufen sich, die Belastung der gesamten Familie durch die Schmerzen wird immer stärker. Man hat schon so vieles versucht, um das Problem in den Griff zu bekommen, und dabei sogar abwegige Therapien ausprobiert. Der Termin in einer Spezialambulanz soll nun endlich Klarheit hinsichtlich der Diagnose und ein Rezept für eine wirksame Therapie bringen.

An dieser Stelle ist es dringend notwendig, den jungen Patienten[1] und ihren Eltern ein Modell anzubieten, das ihnen das, was ihnen unverständlich scheint, möglichst verständlich erklärt. Sie benötigen Informationen dazu, wie ein Mensch immer wieder oder dauernd schlimme Schmerzen erleben kann, auch wenn keine Erkrankung, Verletzung oder Schädigung zugrunde liegt. Es geht darum, ihnen zu vermitteln, dass bei jeder Art von Schmerz tatsächlich »alles im Kopf« stattfindet: die Entstehung, die Chronifizierung und die Bewältigung. Aus einem solchen Modell lassen sich dann hilfreiche Maßnahmen ableiten: Die Familie bekommt einerseits Tipps für den Alltag und erhält andererseits ein evidenzbasiertes therapeutisches Angebot, das alle Familienmitglieder entlastet und wieder Erfahrungen der Kompetenz und Selbstwirksamkeit möglich macht.

Das Manual Alles im Kopf! erfüllt diesen Auftrag. Es ist in vielen Jahren meiner Arbeit mit schmerzkranken Kindern und Jugendlichen entstanden. Diese begann im Jahr 2000 mit einem Modellprojekt der Techniker Krankenkasse, die den bei ihr versicherten Kindern das Programm »Stopp den Kopfschmerz!« von Heide Denecke und Birgit Kröner-Herwig anbot – ein Gruppentraining für Kinder und Jugendliche mit chronischen Kopfschmerzen. Die jahrelange Durchführung und Weiterentwicklung dieser Gruppenarbeit führte mich schließlich an das Sozialpädiatrische Zentrum der Kinderklinik Dritter Orden in München, wo ich den Auftrag und die Chance erhielt, ein Konzept für die psychologische Therapie von wiederkehrenden oder chronischen Schmerzen im Kindes- und Jugendalter zu entwickeln.

So entstand schließlich das nun vorliegende Manual Alles im Kopf!. Es vereint kognitiv-verhaltenstherapeutische mit hypnotherapeutischen Techniken, die sich in der Therapie von Schmerzstörungen bewährt haben. Das Modell »Schmerztor« bildet die Grundlage für die Psychoedukation bei dieser Therapie, indem es auf einfach verständliche Weise den Beitrag psychologischer und sozialer Faktoren bei der Entstehung und Chronifizierung von Schmerzen erklärt. Daraus

1 Die Inhalte des vorliegenden Manuals beziehen sich in gleichem Maße auf Mädchen und Jungen, auf Frauen und Männer. Zur besseren Lesbarkeit habe ich jedoch die männliche Form für alle Personenbezeichnungen gewählt. Die weibliche Form ist dabei stets mitgedacht.

lassen sich sowohl hilfreiche Tipps für den Familienalltag als auch therapeutische Interventionen ableiten.

Im ersten Teil des Buchs werden die Grundlagen des Manuals Alles im Kopf! erläutert. Dazu gehört die Darstellung der häufigsten Schmerz-Syndrome im Kindes- und Jugendalter und ihrer Pathophysiologie. Alles im Kopf! beruht vor allem auf Erfahrungen in der Therapie von chronischen Kopf- und Bauchschmerzen. Insofern liegt hier der Schwerpunkt der Informationen. Für jede der Störungen wird ein biopsychosoziales Störungsmodell entwickelt.

»Das Schmerztor« zeigt, wie sich ein solches Störungsmodell in der Psychoedukation vermitteln lässt und sowohl für die Vervollständigung der Diagnostik als auch zur Planung der Therapie genutzt werden kann.

Im Folgenden werden gängige psychologische Behandlungskonzepte für die Therapie von chronischen Schmerzen im Kindes- und Jugendalter dargestellt.

Da Alles im Kopf! einen hypnosystemischen Ansatz vertritt und Elemente der Hypnotherapie enthält, folgt eine Ausführung über den Stellenwert der Hypnose in der Therapie akuter, chronischer und funktioneller Schmerzen. Auch hier fließen schon vorhandene Behandlungskonzepte für kindliche Kopf- und Bauchschmerzen ein.

Der zweite Teil des Buchs besteht aus dem Manual Alles im Kopf! – von der Diagnostik bis zur Katamnese. Das Zentrum bildet die Psychoedukation nach dem Schmerztor-Modell. Darauf bauen die folgende Beratung, die Elterninformationen und die Therapieeinheiten für die jungen Patienten auf. Zur Begleitung und Evaluation der Behandlung gibt es ein Schmerz- und Erfolgstagebuch. Fragebögen nach Abschluss der Behandlungsphase und nach einem halben Jahr messen den Einsatz und Erfolg der erlernten Techniken.[2]

Zum Schluss gehe ich auf weitere hypnotherapeutische Interventionen ein, die nach der manualgestützten Therapie im Einzelsetting zum Einsatz kommen können. Außerdem werden Möglichkeiten dargestellt, wie man das vorliegende Konzept durch die Kooperation mit anderen therapeutischen Disziplinen (Physio-, Ergotherapie, kreative Therapien) ergänzen oder auf ein (teil-)stationäres Konzept ausweiten kann.

2 Die Fragebögen stehen zum Download bereit unter http://carl-auer.de/machbar/chillen_unterm_sorgenbaum.

Ich erlebe die Arbeit mit den schmerzkranken Kindern und ihren Familien als immer wieder herausfordernd. Es ist spannend, gemeinsam mit den jungen Patienten auf die Suche nach ihren individuellen Ressourcen zu gehen, und es ist beglückend, sie auf ihrem Weg zu mehr Lebensfreude und -qualität zu begleiten. Ich würde mich freuen, wenn ich etwas von meiner Begeisterung mitteilen und möglichst viele Kollegen für diese Arbeit gewinnen könnte.

# 1 Grundlagen

## 1.1 Schmerz – was ist das?

Jeder Mensch kennt Schmerzen und hat sie im Laufe seines Lebens schon in unterschiedlichen Formen erfahren. Dennoch fällt es schwer, Schmerzen adäquat zu beschreiben und ihre Intensität zu messen – Schmerzen und die dadurch entstehenden Beeinträchtigungen sind ein hoch subjektives Erleben.

Dies spiegelt auch die Definition der *International Association for the Study of Pain* (IASP) wider: »An unpleasant sensory and emotional experience associated with actual or potential tissue damage, or described in terms of such damage.« Die IASP weist darauf hin, dass jeder Schmerz subjektiv ist. Wir können auch Schmerzen empfinden, wenn keinerlei Gewebeschädigung vorliegt. Die Definition von Schmerz sollte also unabhängig von einer Noxe, einem pathogenen Stimulus, erfolgen. Auch wenn es in den meisten Fällen körperliche Ursachen gibt, sollte Schmerz immer als psychologischer Zustand begriffen werden (iasp-pain.org).

Jensen (2012) beschreibt die Verarbeitung von potenziellen Schmerzreizen beginnend in der Peripherie bis in verschiedene Regionen des zentralen Nervensystems. Erst im Gehirn erhält der Schmerzreiz seine affektiven und emotionalen Komponenten, erst dort erfolgt die kognitive Bewertung und das Auslösen einer »Alarmreaktion«. Das Zusammenspiel all dieser Zentren in der sogenannten »Schmerzmatrix« erzeugt das subjektive Schmerzerleben, wie es in der Definition der IASP beschrieben ist (Jensen 2012, S. 24 ff.).

Die Verarbeitung der Schmerzreize auf den verschiedenen Ebenen des Nervensystems und der Einfluss psychologischer Faktoren darauf spielt eine entscheidende Rolle dabei, ob ein zunächst akuter Schmerz chronisch wird. Aus diesem Grund kommt den psychologischen Behandlungsverfahren eine so hohe Bedeutung in der Prävention und Therapie chronischer Schmerzen zu.

Das Ausmaß und die Formen chronischer Schmerzen im Kindes- und Jugendalter sowie deren Behandlungsmöglichkeiten möchte ich im Folgenden detailliert darstellen.

## 1.2 Häufigkeit chronischer Schmerzen bei Kindern und Jugendlichen

Chronische oder wiederkehrende Schmerzen sind unter Kindern und Jugendlichen in Deutschland weit verbreitet.

Der *Kinder- und Jugendgesundheitssurvey (KiGGS)* aus dem Jahr 2007 befragte dazu die Eltern von 3- bis 10-jährigen Kindern (Fremdeinschätzung) und Jugendliche im Alter von 11 bis 17 Jahren (Selbstauskunft). So ergaben sich folgende Zahlen: 30,6 % der Kinder und 52,9 % der Jugendlichen litten unter wiederkehrenden Schmerzen. 54,1 % der Kinder mit wiederkehrenden Schmerzen waren deshalb beim Arzt gewesen, 36,7 % nahmen gegen die Schmerzen Medikamente ein. Unter den Jugendlichen mit wiederkehrenden Schmerzen waren 35,9 % beim Arzt gewesen, 46,7 % nahmen dagegen Medikamente ein (Ellert, Neuhauser u. Roth 2007).

Am häufigsten wurden dabei Kopf- und Bauchschmerzen genannt. Es ergab sich eine 3-Monats-Prävalenz für Kopfschmerzen bei den Kindern von 56 %, bei den Jugendlichen von 78 %. Die 3-Monats-Prävalenz für Bauchschmerzen betrug bei den Kindern 63 %, bei den Jugendlichen 60 %. Die Häufigkeit von Kopfschmerzen nahm mit dem Alter zu.

Albers und Kollegen (2015) berichten in einem Übersichtsartikel über die Prävalenzen primärer Kopfschmerzen bei Kindern und Jugendlichen in Deutschland: »38 % bis 84 % der Kinder bzw. Jugendlichen berichten über Kopfschmerzen in den letzten drei oder sechs Monaten. (...) Häufige Kopfschmerzen (mindestens wöchentlich) werden von etwa 4 % bis 10 % der Kinder berichtet.« Die großen Differenzen in den Angaben der einzelnen Studien sind dabei auf methodische Unterschiede zurückzuführen. Es scheint allerdings valide Daten zu einem zeitlichen Anstieg der Kopfschmerzprävalenz für Kinder und Jugendliche zu geben (ebd., S. 602). Als Risikofaktoren werden Stress, Rauchen, Koffeinkonsum und dysfunktionale Muskelspannung genannt. »Interventionen sollten deshalb versuchen, diese Risikofaktoren zu minimieren« (ebd., S. 606).

Eine Studie zu den gesundheitlichen Belastungen von Münchner Gymnasiasten (Selbsteinschätzung mithilfe einer Beschwerdenliste) zeigte, dass 83,1 % der befragten Jugendlichen mindestens einmal im Monat unter *Kopfschmerzen* litten. Davon hatten 30,1 % der Befragten eine Migräne oder wahrscheinliche Migräne, während 68,5 % über

Spannungskopfschmerzen oder wahrscheinliche Spannungskopfschmerzen klagten. Es ergaben sich höhere Kopfschmerzprävalenzen für Mädchen als für Jungen. Auch waren bei den Münchner Gymnasiasten die Kopfschmerzprävalenzen höher als bei anderen Stichproben von Jugendlichen (Milde-Busch et al. 2012).

Groß und Warschburger (2012) geben Prävalenzraten für wiederkehrende *Bauchschmerzen* von bis zu 30,8 % an. Mädchen sind dabei häufiger betroffen als Jungen. Wahrscheinlich gibt es zwei Altersgipfel in der Häufigkeit funktioneller Bauchschmerzen: Die Zahlen sind am höchsten für das Alter zwischen 4 und 6 Jahren und zwischen 7 und 12 Jahren (Gulewitsch et al. 2012).

*Muskuloskelettale Schmerzen* gehören ebenfalls zu den häufigen Schmerzerfahrungen von Kindern und Jugendlichen. Dabei leiden jüngere Kinder unter 10 Jahren häufiger unter Schmerzen der unteren Extremitäten (Prävalenz 36 %), während Jugendliche häufiger über Rückenschmerzen klagen (Prävalenz 49 %) (Haas 2009).

Eine Längsschnittstudie von van Gessel und Kollegen (2011) an 9- bis 14-Jährigen beobachtete den Verlauf der Schmerzsymptome über 4 Jahre: Während zu Beginn der Erhebungen mehr als 53 % der Kinder zwischen 9 und 14 Jahren unter wiederkehrenden Schmerzen in Kopf, Bauch oder Rücken litten, waren es zum letzten Messzeitpunkt schon 62 % der Kinder. Je älter die Kinder waren, desto höher war das Risiko für wiederkehrende Schmerzen. Mädchen litten nicht nur häufiger an Schmerzen als Jungen, die Schmerzintensität steigerte sich bei ihnen auch stärker. Kinder, die Schmerzen in mehreren Körperbereichen hatten, fühlten sich durch die Kopfschmerzen am meisten beeinträchtigt.

Ungefähr 3 % aller Kinder und Jugendlichen sind von *chronischen Schmerzen* so geplagt, dass es zu massiven Beeinträchtigungen hinsichtlich des Schulbesuchs, der Freizeitaktivitäten und Sozialkontakte kommt. Dazu leiden diese Patienten häufig zusätzlich unter Schlafstörungen und Erschöpfung oder auch emotionalen Problemen (Zernikow et al. 2012).

Die Autoren der KiGGS-Studie ziehen die Schlussfolgerung, »dass Schmerzen bei Kindern und Jugendlichen ein ernst zu nehmendes Problem darstellen« (Ellert, Neuhauser u. Roth 2007). Sie stellen deshalb die Frage, »wann (...) Chronifizierungen beginnen und welche Schlussfolgerungen sich daraus für die Präventionsarbeit mit Kindern ergeben« (ebd., S. 717).

Da Kinder und Jugendliche am häufigsten unter chronischen sogenannten primären Schmerzen (Kopf-, Bauch- und muskuloskelettalen Schmerzen) leiden, werden diese in den nächsten Abschnitten genauer betrachtet.

## 1.3 Primäre Kopfschmerzen im Kindes- und Jugendalter

Wie aus den oben angeführten Studien ersichtlich ist, sind Kopfschmerzen weitverbreitet unter Kindern und Jugendlichen. Bei der Bestimmung der Prävalenz wird allerdings häufig nicht unterschieden, ob es sich dabei um primäre oder sekundäre Kopfschmerzen handelt. *Primäre Kopfschmerzen* gelten als eigenständige Erkrankung, während *sekundäre Kopfschmerzen* Symptom einer anderen zugrunde liegenden Störung, z. B. akuter oder chronischer Infekte, Verletzungen, Fehlsichtigkeit oder orthopädischer Probleme, sind. In der klinischen Praxis ist die Diagnostik primärer Kopfschmerzen deshalb immer auch eine Ausschlussdiagnostik. Die genaue Anamnese hat eine besonders große Bedeutung. Die *International Headache Society* (IHS) gibt Richtlinien zur *Klassifikation primärer Kopfschmerzen* an. Dazu gehören bei Kindern vor allem die Migräne und Kopfschmerzen vom Spannungstyp, während andere Kopfschmerzformen im Kindes- und Jugendalter nur untergeordnete Bedeutung haben (Gaul 2015).

### 1.3.1 Symptomatik, Pathophysiologie und Therapie von Migräne

**Julia** ist 17 Jahre alt, lebt mit beiden Eltern und ihrem jüngeren Bruder zusammen und besucht die 12. Klasse des Gymnasiums. Sie ist eine sehr gute und beliebte Schülerin, die sich für vieles interessiert. Nach dem Abitur möchte sie Psychologie studieren.

In ihrer Freizeit engagiert sie sich in der Jugendarbeit bei den Pfadfindern, wo sie einmal pro Woche eine Gruppenstunde für Jüngere anbietet und Vorstandsfunktonen in ihrem Pfadfinderstamm übernimmt. Seit dem Herbst 2015 hilft sie im Flüchtlingswohnheim ihres Wohnortes und organisiert dort die Kinderbetreuung während der Deutschkurse für die Erwachsenen. Schon seit vielen Jahren hat sie Klavierunterricht, sie übt regelmäßig und gern.

Julia bezeichnet sich selbst als »Perfektionistin« und als »harmoniesüchtig«: Konflikte in Familie und Freundeskreis belasten sie sehr.

Ihre erste Migräneattacke hatte sie im Alter von 9 Jahren in der 4. Klasse. In der Folge trat die Migräne ungefähr alle zwei Monate auf. Julia hat dann quälende Kopfschmerzen, liegt in ihrem abgedunkelten Zimmer im Bett und muss meist mehrmals erbrechen. Sie kann die Schule nicht besuchen. Ein Schmerzmedikament lindert zwar den Kopfschmerz, ein allgemeines Krankheitsgefühl bleibt jedoch bis in die Nacht. Erst am nächsten Morgen ist Julia wieder fit.

Seit circa einem halben Jahr kommen die Attacken häufiger, manchmal dauern sie auch noch einen weiteren Tag an. Deshalb stellt sich Julia in der »Kopfschmerzsprechstunde« der Kinderklinik vor.

**Symptomatik**

Die Migräne tritt typischerweise in Attacken auf, die bei Kindern zwischen einer und 72 Stunden lang dauern können. Sie ist gekennzeichnet durch einseitig frontotemporale mäßige bis starke Schmerzen mit pochendem oder pulsierendem Charakter. Bei Kindern können die Schmerzen auch auf beiden Seiten des Kopfes auftreten, die Einseitigkeit des Migräneschmerzes entwickelt sich häufig erst im Jugend- oder frühen Erwachsenenalter. Die Schmerzen werden begleitet von Lichtscheu, Lärmempfindlichkeit, Übelkeit und einem starken Krankheitsgefühl. Diese Symptomatik wird verstärkt durch Bewegung bei einfachen Alltagsaktivitäten, z. B. Treppensteigen oder beim Gang auf die Toilette. Kinder, die unter einer Migräneattacke leiden, hören von sich aus auf zu spielen, ziehen sich zurück und legen sich ins Bett. Auch Jugendliche und Erwachsene haben das dringende Bedürfnis nach Rückzug und Ruhe, viele fühlen sich so müde, dass sie schlafen wollen.

Unmittelbar vor oder zu Beginn des Migränekopfschmerzes tritt bei manchen Patienten die sogenannte *Aura* auf. Dabei handelt es sich um einen neurologischen Symptomenkomplex. Am häufigsten kommt es dabei zu visuellen Halluzinationen (z. B. ein »Flimmerskotom«), aber auch zu Parästhesien (Gefühl des Ameisenlaufens oder des »Einschlafens« eines Körperteils) auf einer Körperhälfte oder Wortfindungsstörungen.

Davon unterscheidet man die eher unspezifischen *Vorbotensymptome*, die sich mehrere Tage bis Stunden vor einer Migräneattacke zeigen: vegetative Symptome wie Müdigkeit, übermäßiger oder fehlender Hunger und Durst, Übelkeit, Verschwommensehen, Gähnen oder Blässe.

Zur Migräne zählt man auch periodische Syndrome, die typischerweise in der Kindheit auftreten und als Vorläufer einer »klassischen« Migräne gelten: Dazu gehören das zyklische Erbrechen (episodisch auftretende Attacken von Übelkeit und Erbrechen), die sogenannte abdominelle Migräne (episodisch auftretende Attacken von Bauchschmerzen mit Übelkeit, Erbrechen und vasomotorischen Symptomen) sowie der gutartige paroxysmale Schwindel (wiederkehrende kurze Schwindelattacken).

Die Migräne wird dann als *chronisch* bezeichnet, wenn sie an mindestens 15 Tagen im Monat auftritt (www.ihs-classification.org).

### Pathophysiologie

Zur Pathophysiologie der Migräne gibt es heute relativ sichere Erkenntnisse (siehe dazu z. B. Gerber-von Müller et al. 2012): Demnach ist die Veranlagung zur Migräne genetisch bedingt und bringt eine sensorische Hypersensitivität mit sich. Die somatosensorischen und visuellen Anteile des Gehirns zeigen eine vermehrte Erregbarkeit. Es fehlt eine Habituation auf Hinweisreize. Stattdessen kommt es sogar zu einer langandauernden Verstärkung der visuellen und akustischen evozierten Potenziale. Diese Hypersensitivitätshypothese wird unterstützt durch PET-Ergebnisse, die zeigen, dass Migränepatienten auch in den schmerzfreien Zeiten im visuellen Kortex eine erhöhte Reaktion auf Lichtreize zeigen (Manyar et al. 2014). Lau und Kollegen (2014) nennen mehrere Belege für eine sensorische Hypervigilanz bei Migränikern, die genetisch präsdisponiert ist (ebd., S. 1202). Der Migräne liegt demnach also eine Reiz- oder Informationsverarbeitungsstörung zugrunde.

Einen Migräneanfall kann man werden als Schutzreaktion des Gehirns verstehen, die auf eine sensorische oder emotionale Überreizung, also auf individuellen Stress, erfolgt. Diese wird wohl durch einen sogenannten Migränegenerator im Hypothalamus (Zernikow u. Wager 2016) ausgelöst. In der Attacke kommt es dann zu einer Weitstellung der Gefäße und einer lokalen neurogenen Entzündungsreaktion, die freien Nervenendigungen in den Hirnhäuten und Hirngefäßen werden immer weiter sensibilisiert. Über den Trigeminus werden diese Reize an das Zentralnervensystem weitergeleitet, das die verschiedenen Symptome der Migräne (Kopfschmerzen, erhöhte Schmerzempfindlichkeit am ganzen Körper, vegetative Reaktionen, Übelkeit, Erbrechen, Licht- und Lärmempfindlichkeit u. a.) produziert (Zernikow u.Wager 2016).

Ein Video des *Deutschen Kinderschmerzzentrums* (www.deutsches-kinderschmerzzentrum.de) erklärt die Pathophysiologie der Migräne gut und leicht verständlich in verschiedenen Sprachen für Kinder und Jugendliche. Allerdings sind gerade im Hinblick auf die angenommene Hypersensitivität die dort gegebenen Hinweise zur Therapie kritisch zu bewerten. Es wird geraten, nach der Einnahme eines wirksamen Schmerzmittels (Ibuprofen oder Triptan) nur kurz zu warten und dann mit dem Alltag fortzufahren wie bisher.

**Therapie**

Im Gegensatz zu den oben genannten Tipps empfiehlt die *Deutsche Migräne- und Kopfschmerzgesellschaft* (DMKG) zur *Therapie der akuten Migräneattacke* bei Kindern und Jugendlichen zunächst Reizabschirmung und Ruhe. Sollte dies nicht genügen, kann eine medikamentöse Therapie durch Ibuprofen (10 mg pro Kilogramm Körpergewicht) oder ein geeignetes Triptan erfolgen. Bei einer starken Alltagsbeeinträchtigung durch zahlreiche Migräneanfälle mit hoher Intensität kann auch eine medikamentöse *Prophylaxe* zum Einsatz kommen. Vor allem weisen die Experten der DMKG auch auf die hohe Wirksamkeit verhaltensmedizinischer Maßnahmen zur Migräneprophylaxe hin (Evers et al. 2008). Die im Jahr 2016 erschienene Leitlinie »Entspannungsverfahren und verhaltenstherapeutische Interventionen zur Behandlung von Migräne« der DMKG empfiehlt ausdrücklich Entspannungsverfahren (vor allem Progressive Muskelentspannung), Ausdauersport, Biofeedback und kognitive Verhaltenstherapie zur Prävention der Migräne bei Erwachsenen (Kropp et al. 2016).

### 1.3.2 Ein mögliches biopsychosoziales Entstehungsmodell von Migräne

Menschen mit Migräneveranlagung gelten als »besonders aktiv, ehrgeizig, aber auch neugierig, lebenshungrig und kreativ« (Seemann 2002, S. 36). Sie sind häufig hartnäckig beim Erarbeiten einer Lösung und dabei in ihrem Bestreben unabhängig von einem schnellen Erfolg (Zernikow u. Wager 2016). Nach Seemann (2007, S. 53) sind Migräniker besonders empathisch und hilfsbereit und haben ein starkes Bestreben, ihre Aufgaben gründlich zu erledigen. Gerber-von Müller und Kollegen (2012) konnten zeigen, dass die Eltern von Migränekindern durch ein ungünstiges selbstständigkeitshemmendes Erziehungsverhalten oft noch zu einer Verschärfung der Reizsensitivität beitragen.

So kann das folgende (idealtypische) Störungsmodell angenommen werden:

- *Biologische Faktoren:* angeborene erhöhte Reizsensitivität
- *Psychologische Faktoren:* niedrige Wahrnehmungsschwellen, geteilte Aufmerksamkeit, große Empathie, hohe Motivation, starkes Leistungsmotiv
- *Soziale Faktoren:* Anforderungen des sozialen Umfelds (Familie, Freunde, Schule oder Beruf), starke Umgebungsreize, Erziehungsverhalten der Eltern

Durch das Zusammenspiel und die gegenseitige Verstärkung dieser Faktoren kommt es immer wieder zu einer Überlastung des hochsensitiven Zentralnervensystems. Die Migräneattacke wird ausgelöst und erzwingt eine Reizverarmung durch Rückzug und Ruhe.

Eine *Chronifizierung* kann erfolgen, wenn die Migräne für den reizoffenen und durch zu viele individuelle Stressoren belasteten Organismus die einzige »erlaubte« Möglichkeit zur Regulation, Regeneration und Erholung darstellt.

### 1.3.3 Symptomatik, Pathophysiologie und Therapie von Spannungskopfschmerzen

**Max** ist 8 Jahre alt und geht in die 3. Klasse. Er lebt mit seinen Eltern und zwei älteren Schwestern zusammen, die beide auf das Gymnasium gehen. Max besucht bis 15:30 Uhr eine sogenannte »rhythmisierte Ganztagsklasse«. Eigentlich sollte er in dieser Zeit alle Aufgaben für die Schule erledigt haben. Weil er aber eher langsam und ein bisschen verträumt ist, muss er zu Hause oft noch etwas nacharbeiten. Seinen Eltern ist wichtig, dass Max lernt, seine Pflichten in angemessener Zeit zu erledigen. Deshalb darf er erst nach getaner Arbeit zum Spielen gehen. Nachmittags hat Max zweimal in der Woche Fußballtraining, am Wochenende in der Regel ein Fußballspiel. Außerdem trifft er sich gern mit seinem besten Freund. Die beiden bauen dann zusammen mit Legosteinen oder spielen im Freien miteinander.

Max hat schon als Kindergartenkind im Vorschuljahr immer wieder über Kopfschmerzen geklagt. In der letzten Zeit häufen sie sich. Max' Eltern sehen einen Zusammenhang zu den Anforderungen durch die Schule: Seit diesem Schuljahr hat Max eine strengere Lehrerin. Die Kopfschmerzen treten häufig beim häuslichen Üben auf, er braucht dann eine Pause. Wenn Max sich anschließend im Freien bewegt oder in seinem Zimmer in Ruhe spielen kann, scheinen die Schmerzen wie weggeblasen. Mehrmals hatte Max am Morgen vor einer angesagten schriftlichen Arbeit Kopfschmerzen und musste deshalb zu Hause bleiben.

Die Mutter führt einen Kopfschmerzkalender. Danach hatte Max in den letzten Monaten drei bis viermal pro Woche Kopfschmerzen, zuletzt manchmal auch über mehrere Tage lang. Deshalb kommen die Eltern mit Max in die »Kopfschmerzsprechstunde« der Kinderklinik.

### Symptomatik

Nach den Klassifikationsrichtlinien der *International Headache Society* (IHS) wird zwischen einer sporadischen, einer häufig auftretenden episodischen und einer chronischen Verlaufsform der Kopfschmerzen vom Spannungstyp unterschieden.

Bei der *sporadischen Form* treten die Kopfschmerzen durchschnittlich an weniger als einem Tag im Monat, bei der *häufig auftretenden episodischen Form* durchschnittlich an weniger als 15 Tagen im Monat auf. Der *chronische Kopfschmerz vom Spannungstyp* kommt an mehr als 15 Tagen im Monat vor oder ist kontinuierlich vorhanden. Hier sind in der Regel auch gravierende Alltagsbeeinträchtigungen zu beobachten: viele Schulfehlzeiten, sozialer Rückzug, ein schonender Lebensstil und gedrückte Stimmung (Kohen 2011).

In der Regel sind die Schmerzen beidseitig lokalisiert, von der Qualität drückend oder beengend und nicht pulsierend. Sie dauern zwischen 30 Minuten (bei Kindern eventuell auch kürzer) und 7 Tagen an. Die Schmerzen sind leicht bis mittelstark und verstärken sich nicht durch körperliche Routineaktivitäten wie Gehen oder Treppensteigen. Als weiteres Unterscheidungsmerkmal zur Migräne gilt, dass höchstens eines der folgenden Begleitsymptome vorhanden sein darf: milde Übelkeit, Lichtempfindlichkeit oder Geräuschempfindlichkeit. Starke Übelkeit und Erbrechen kommen nicht vor.

Kopfschmerzen von Spannungstyp können mit einer erhöhten Schmerzempfindlichkeit der perikranialen Muskulatur einhergehen (www.ihs-classification.org).

### Pathophysiologie

Die genaue Pathophysiologie der Kopfschmerzen vom Spannungstyp ist nicht bekannt. Laut IHS sind beim sporadisch und beim episodisch auftretenden Typ wohl periphere Mechanismen ausschlaggebend, während beim chronischen Kopfschmerz vom Spannungstyp zentrale Schmerzmechanismen wirksam sind. Bei beiden Typen scheint eine erniedrigte Schmerzschwelle, also eine Störung der körpereigenen Schmerzhemmung, eine Rolle zu spielen. Diese kann entweder »konstitutionell oder (...) aufgrund von chronischen Stress- oder Hilflosigkeitserfahrungen erworben« sein (Bischoff, Traue u. Zenz 1993).

#### Therapie

Die *Therapie* der Kopfschmerzen vom Spannungstyp sollte nicht durch Medikamente erfolgen (Dobe u. Zernikow 2013, S. 60). Stattdessen empfiehlt die *Deutsche Migräne- und Kopfschmerzgesellschaft* (DMKG) bei leichteren Kopfschmerzen Ablenkung durch positive Aktivitäten. Auch für die Wirksamkeit kognitiv-verhaltenstherapeutischer Behandlungsansätze sowie des EMG-gesteuerten Biofeedbacks werden Belege angeführt. Schwere Kopfschmerzen vom Spannungstyp kann man laut DMKG mit den gleichen Medikamenten behandeln wie die Migräne. Allerdings sollte man auf Triptane und Ergotamine verzichten (Evers, Kropp et al. 2008). Wegen der Gefahr eines medikamenteninduzierten Kopfschmerzes sollte die Medikamentengabe auf maximal achtmal im Monat begrenzt werden. Die Leitlinien der *Deutschen Gesellschaft für Schmerzmedizin* empfehlen zudem die äußere Anwendung von Pfefferminzöl, dessen Wirkung der Einnahme von herkömmlichen Schmerzmitteln ebenbürtig ist (www.DGS-PraxisLeitlinien.de).

### 1.3.4 Ein mögliches biopsychosoziales Entstehungsmodell von Spannungskopfschmerzen

In der klinischen Praxis zeigt sich häufig ein Zusammenhang zwischen der Belastung durch psychosoziale Stressoren und dem Auftreten von Spannungskopfschmerzen. Allerdings scheinen Patienten mit Kopfschmerzen vom Spannungstyp auch einfache Alltagsstressoren, sogenannte »daily hassles«, als belastender einzuschätzen als Gesunde (Oelkers-Ax 2006). Bach (2012) stellt das multifaktorielle Modell von Mac Grath und Hillier vor, das ungenügende Stressbewältigungsstrategien als Ursache für wiederkehrende Kopfschmerzen anführt. Daher reagiert das Kind mit Angst auf die normalen Herausforderungen des Alltags und provoziert damit Kopfschmerzen. Dies zieht einen sozialen Rückzug nach sich, der wiederum das Erlernen effektiven Copings verhindert.

Nach Seemann (2007) sind Menschen, die unter Spannungskopfschmerzen oder chronischen Rückenschmerzen leiden, aus physiologischer und psychologischer Sicht »Durchhalter, die ihre Muskulatur über die (individuell) angemessene Zeit hinaus angespannt halten« (ebd., S. 47).

Der Zusammenhang von Spannungskopfschmerzen und der individuellen Stressbelastung hat in der Vergangenheit dazu geführt, eine primär psychogene Ursache zu postulieren. Heute nimmt man zumindest bei den schwereren Formen auch eine neurobiologische Genese an (IHS).

Daraus kann sich folgendes Modell ergeben:

- *Biologische Faktoren:* erniedrigte Schmerzschwelle, erhöhte Muskelspannung
- *Psychologische Faktoren:* Belastung durch alltägliche Stressoren, inadäquates Coping, hohe und anhaltende Anstrengungsbereitschaft, erhöhte Schmerzempfindlichkeit, schmerzbezogene Kognitionen und Emotionen, Schmerzverhalten
- *Soziale Faktoren:* Anforderungen des sozialen Umfelds, Belastungen im und aus dem sozialen Umfeld (Familie, Freunde, Schule oder Beruf), verstärkende Reaktionen der Umwelt auf das Schmerzverhalten, Vermeidung

Eine *Chronifizierung* kann dadurch erfolgen, dass das schmerzverarbeitende System durch eine andauernde Stressbelastung durch den Schmerz, aber auch durch psychosoziale Belastungsfaktoren sowie durch eine reflektorische Muskelverspannung immer sensitiver wird (Basler u. Kröner-Herwig 1995, S. 18). So kommt ein Teufelskreis in Gang, in dem die Schmerzen immer stärker und häufiger werden, es bildet sich ein Schmerzgedächtnis. Auch eine positive Verstärkung des Schmerzverhaltens durch die Umwelt bzw. durch Vermeidungsverhalten (sogenanntes »fear-avoidance«-Verhalten) kann dazu beitragen.

## 1.4. Primäre Bauchschmerzen im Kindes- und Jugendalter

Wie die Zahlen des *Kinder- und Jugendgesundheitssurveys* (KiGGS) zeigen, gehören Bauchschmerzen neben den Kopfschmerzen zu den häufigsten Schmerzformen, unter denen Kinder und Jugendliche leiden. Auch hier wird zwischen *primären Bauchschmerzen* und *sekundären*

*Bauchschmerzen* unterschieden. Letztere gehören zu den Symptomen einer zugrunde liegenden Erkrankung (u. a. chronisch entzündliche Darmerkrankungen, Tumoren, Ulzera, gynäkologische Erkrankungen, Zöliakie, Nahrungsmittelintoleranzen, Stoffwechselerkrankungen).

In der Diagnostik geht es also darum, einerseits schwerwiegende Erkrankungen auszuschließen und andererseits die körperlichen Untersuchungen auf ein vernünftiges Maß einzugrenzen. Die im Jahr 2006 veröffentlichten Rome-III-Kriterien (www.theromefoundation.org) geben Richtlinien für die Diagnostik funktioneller, d. h. primärer Bauchschmerzen. Seit Mai 2016 liegen die sogenannten Rome-IV-Richtlinien in englischer Sprache vor. Darin wird der Begriff der sogenannten »funktionellen Bauchschmerzen« dadurch erweitert, dass auf eine »Störung der Interaktion zwischen Gehirn und Darm (brain-gut-interaction)« als Ursache der Symptome verwiesen wird.

### 1.4.1 Symptomatik, Klassifikation und Therapie primärer Bauchschmerzen

**Dana** ist 8 Jahre alt, besucht die 2. Klasse der Grundschule und lebt bei ihrer Mutter. Vor drei Jahren haben sich Danas Eltern getrennt. Die Kommunikation unter den Eltern ist schwierig, sie bemühen sich aber, Dana möglichst wenig von den Differenzen spüren zu lassen.

Dana ist ein fröhliches Mädchen mit vielen Freundinnen in ihrer Klasse und im Hort. Ihre Mutter, die Lehrerin und die Erzieherinnen schildern sie als hilfsbereit, sehr kooperativ, empathisch und kreativ.

Seit einem heftigen Magen-Darm-Infekt vor circa zwei Jahren leidet Dana immer wieder unter Bauchschmerzen. Ihre Mutter vermutet eine Laktoseintoleranz und vermeidet deshalb Milchprodukte bei den häuslichen Mahlzeiten. Auch der Hort ist informiert. Dana findet es manchmal unangenehm, eine Sonderrolle einzunehmen und ein »Extraessen« zu bekommen.

In den letzten Monaten treten die Bauchschmerzen immer häufiger auf – anfangs vor allem dann, wenn Dana am Sonntagabend von ihrem Vater zurückkehrt. Die Mutter glaubt deshalb, der Vater halte die Diät nicht korrekt ein. Nach solchen Abenden darf Dana bei ihrer Mutter schlafen. Inzwischen hat Dana aber auch immer öfter morgens Bauchschmerzen. Einmal musste sie in der Schule erbrechen. Deshalb hat sie manchmal Angst davor, mit stärkeren Bauchschmerzen in die Schule zu gehen. Solche Tage häufen sich zusehends. Die Mutter bringt Dana dann zur Oma, die sehr besorgt ist, weil Danas Opa vor einigen Jahren an Darmkrebs verstorben ist. Dana verbringt einen solchen Bauchschmerztag mit der Wärmflasche auf dem Sofa, sie kann dann nur wenige ausgewählte Speisen essen.

Danas Mutter ist ratlos, wie sie die Bauchschmerzen behandeln und wie sie sich in dieser Situation verhalten soll. Sie sucht deshalb die »Bauchschmerzsprechstunde« der Kinderklinik auf.

**Symptomatik**

Funktionelle Bauchschmerzen werden nach den seit 2016 aktuellen Rome-IV-Kriterien dann als chronisch bezeichnet, wenn sie in den letzten 3 Monaten mindestens einmal pro Woche aufgetreten sind. Die Symptome müssen seit mindestens 6 Monaten bestehen. Neu im Gegensatz zu den Rome-III-Kriterien ist, dass ein Zusammenhang der Symptomatik mit dem Stuhlgang postuliert wird.

Rome-IV nennt dann 6 Syndrome, die unter »funktionellem Bauchschmerz« erfasst werden:

- Reizdarmsyndrom
- funktionelle Verstopfung
- funktioneller Durchfall
- funktionelle Blähungen
- unspezifische funktionelle Störungen des Darms
- Opioid-induzierte Verstopfung

Außerdem steht nun zusätzlich ein multiaxiales System (»Multidimensional Clinical Profile«) zu Verfügung, das anhand von fünf Kategorien die physiologische, psychologische und soziale Situation des Patienten erfasst und so eine differenzierte Diagnostik ermöglicht. Auch ohne eine vollständige somatische Diagnostik kann man somit, wenn es keine Warnzeichen für eine gravierende körperliche Erkrankung gibt, die Bauchschmerzen positiv als funktionell beurteilen und die adäquate Therapie einleiten (Bufler, Groß u. Uhlig 2011).

**Pathophysiologie**

Kinder und Jugendliche, die unter chronischen Bauchschmerzen leiden, weisen häufig Besonderheiten im Verdauungstrakt auf. So werden Störungen der gastrointestinalen Motilität, vegetative Dysfunktionen, Kohlenhydratmalabsorptionen, mikroskopische Entzündungszeichen der gastrointestinalen Schleimhäute und hormonelle Veränderungen angeführt (Berger u. Damschen 2009, S. 257).

Diese können für sich genommen das Ausmaß und die Intensität der Schmerzen nicht erklären, spielen aber eine Rolle bei der Pathophysiologie: So zeigen Patienten mit funktionellen Bauchschmerzen eine erhöhte zentrale und viszerale Sensitivität. Alltägliche Reize wie Druck oder Dehnung der Verdauungsorgane verursachen Schmerzen. Eine Aktivierung des autonomen Nervensystems kann diese Hypersensitivität noch steigern. Durch die enge Verbindung des enteralen mit dem zentralen Nervensystem (»brain-gut-axis«) kommt es dann zu Veränderungen der Schmerzwahrnehmung und -verarbeitung im Sinne einer reduzierten Schmerzhemmung (Lau et al. 2014).

#### Therapie

Es gibt keine klinische Evidenz für eine pharmakologische oder diätetische Therapie chronisch-funktioneller Bauchschmerzen (Bufler, Groß u. Uhlig 2011). Stattdessen sollte man ein plausibles biopsychosoziales Krankheitsmodell erarbeiten und daraus ein individuelles Behandlungskonzept ableiten (Müller u. Sidler 2014).

### 1.4.2 Ein mögliches biopsychosoziales Entstehungsmodell für primäre Bauchschmerzen

Schulischer Stress durch Leistungsdruck und Probleme mit Mitschülern korrelieren häufig mit funktionellen Bauchschmerzen, die wiederum zu einer starken Beeinträchtigung im Alltag und weiterem Stress führen (Lässle u. Herrmann 2014). Auch reagieren Kinder mit funktionellen Bauchschmerzen auf Stress mit ungünstigen Bewältigungsstrategien (ebd., S. 357). So bergen die häufigen Schmerzen im Kindes- und Jugendalter die Gefahr eines chronischen Verlaufs bis ins Erwachsenenalter oder der Entwicklung einer emotionalen Störung oder weiteren körperlichen Erkrankung (Warschburger u. Groß 2008, S. 163).

Berger und Damschen (2009, S. 359) stellen ein biopsychosoziales Modell für die Entstehung chronisch-funktioneller Bauchschmerzen vor:

- *Biologische Faktoren:* viszerale Hypersensitivität, veränderte zentrale Schmerzverarbeitung
- *Psychologische Faktoren:* alltägliche Stressfaktoren (»daily hassles«) und schwerwiegendere Bewertung dieser Stressfaktoren,

Leistungsdruck in der Schule, sozialer Stress, ungenügende Copingstrategien, passive Schmerzbewältigung, schmerzbezogene negative Kognitionen, eventuell psychiatrische Komorbiditäten, z. B. Depressivität und Angst
- *Soziale Faktoren:* stark protektive Reaktionen der Eltern auf das kindliche Schmerzverhalten, Modellverhalten der Umwelt, positive Verstärkung des Schmerzverhaltens

Zur *Chronifizierung* kann es kommen, wenn durch die Bauchschmerzen zusätzlicher Stress entsteht, der nur unzulänglich bewältigt werden kann. Dies fördert zum einen Vermeidungstendenzen und hat zum anderen über die autonome Aktivierung Auswirkungen auf die Schmerzwahrnehmung. So entsteht ein Teufelskreis aus Schmerz, Stressbelastung und Vermeidungsverhalten. Diese Faktoren verstärken sich gegenseitig, sodass ein Schmerzgedächtnis entstehen kann.

## 1.5 Chronische Schmerzen des Bewegungsapparats im Kindes- und Jugendalter

**Elena** ist 14 Jahre alt und besucht die 7. Klasse der Mittelschule. Sie lebt mit ihren Eltern und den beiden älteren Schwestern in einer kleinen Wohnung. Ihre Eltern sind in den 1990er Jahren als Bürgerkriegsflüchtlinge aus Bosnien gekommen. Beide arbeiten in mehreren Jobs, um den Lebensunterhalt der Familie bestreiten zu können.

Zu Beginn der 5. Klasse hatte Elena erstmals Rückenschmerzen. Sie und ihre Familie führten diese auf den schweren Schulranzen mit den vielen Schulbüchern zurück. Elena erhielt damals Physiotherapie, wodurch die Schmerzen etwas besser wurden. In den letzten Monaten strahlen sie jedoch auch in die Knie aus. Zeitweise kann Elena nicht mehr laufen. Sie weint dann vor Schmerzen und zieht sich in ihr Bett zurück.

Wegen der Schmerzen kann sie nicht mehr an den Gruppentreffen der serbischen Volkstanzgruppe teilnehmen, die ihr früher viel Freude bereitet haben. Sie findet es traurig, dass sich ihre dortigen Freundinnen noch nicht bei ihr gemeldet und nach ihrem Befinden erkundigt haben.

Die Klassenlehrerin hat schließlich die Initiative ergriffen und mit den Eltern besprochen, dass Elena unbedingt in der Kinderklinik untersucht werden sollte.

### Symptomatik

Seltener als unter Kopf- oder Bauchschmerzen leiden Kinder und Jugendlichen unter Schmerzen von Muskeln und Gelenken. Auch diese können entweder im Zusammenhang mit einer körperlichen Erkrankung oder Fehlhaltung stehen oder als funktionelle Schmerzen auftreten. Allerdings ist der Übergang hier fließend, da auch bei entzündlichen oder nichtentzündlichen Muskel- und Gelenkschmerzen psychosoziale Faktoren eine wichtige Funktion bei der Entstehung und Aufrechterhaltung der Schmerzen spielen (Haas 2009).

Von besonderer Bedeutung für eine multimodale Therapie ist das früher »Schmerzverstärkungssyndrom« oder »juveniles Fibromyalgiesyndrom« genannte Störungsbild, das heute als »chronische Schmerzstörung mit somatischen und psychischen Faktoren« (F45.41 nach ICD-10) diagnostiziert wird (Zernikow et al. 2012). Dabei treten Schmerzen in unterschiedlichen Körperregionen, häufig zunächst im Bereich der Gelenke und Muskeln auf. Diese Schmerzen haben ihren Ursprung in einer somatischen Störung, werden aber durch psychosoziale Faktoren aufrechterhalten und verstärkt. Hier sind vor allem alltägliche Stressoren, dysfunktionale Kognitionen sowie unzulängliches Coping und mangelnde familiäre Unterstützung zu nennen. Die betroffenen Patienten erleben subjektiv sehr starke Schmerzen und sind deutlich eingeschränkt in ihren Alltagsfunktionen (Schule, Sozialkontakte, Familienleben). Häufiger als Patienten mit juveniler idiopathischer Arthritis, einer chronischen Gelenkerkrankung des rheumatischen Formenkreises, die ähnliche Schmerzen verursacht, zeigen diese Kinder und Jugendlichen ein erhöhtes Angst- oder Depressionsniveau und sind eher emotional instabil (Haas 2009).

### Pathophysiologie und Therapie

Aufgrund fehlender Studien gibt es noch keine gesicherten Kenntnisse zur Pathophysiologie (Zernikow et al. 2012).

Obwohl es auch zu den therapeutischen Optionen und deren Wirksamkeit noch zu wenig gesicherte Erkenntnisse gibt, wird eine multimodale Schmerztherapie empfohlen, die sowohl Patientenschulung, aktivierende Bewegungs- und Physiotherapie, psychotherapeutische Verfahren und eventuell eine medikamentöse Therapie mit einschließt (Bürk et al. 2009).

## 1.6 Das Modell »Schmerztor«

Für die Psychoedukation in der multimodalen Schmerztherapie ist ein einfaches Modell wichtig, das einerseits plausible Erklärungen für die Entstehung wiederkehrender Schmerzen liefert, andererseits auch Ansatzpunkte zu deren Behandlung aufzeigt. Die oben aufgeführten biopsychosozialen Entstehungsmodelle zeigen, dass sowohl die Kumulation von Alltagsbelastungen als auch psychosozialer Stress eine wichtige Rolle bei der Auslösung, Aufrechterhaltung und Chronifizierung von Schmerzen spielen.

Das Modell »Schmerztor«, das die Grundlage von Alles im Kopf! bildet, fasst diese schmerzauslösenden und -aufrechterhaltenden Einflüsse in einigen wesentlichen Kategorien zusammen.

Gleichzeitig lässt es sich auch als Modell für ein im Gedächtnis verankertes komplexes Schmerzkonzept verstehen, bei dem die verschiedenen Faktoren in neuronalen Netzwerken assoziativ verbunden sind (vgl. dazu Swannell et al. 2016). Es fußt auf dem »Schmerztor« von Denecke und Kröner-Herwig (2000, S. 36), ist aber noch weiterentwickelt worden, damit man die Chronifizierung von Schmerzen besser erklären kann. Das Schmerztor (s. Abb. 1) steht dabei als Metapher für die Verarbeitung und Modulation von Schmerzen im Zentralnervensystem. Einer Öffnung des Schmerztors entspricht das Erleben von Schmerz. Je weiter das Tor offen steht, desto stärker ist auch der empfundene Schmerz. Auf das Ausmaß der Öffnung haben nicht nur körperliche Faktoren (Verletzung, Entzündung, Erkrankung), sondern auch psychologische Aspekte Einfluss.

Folgende psychologischen Faktoren haben im Modell Einfluss darauf, ob und wie stark sich das Schmerztor öffnet. Unter den genannten Punkten kann sich eine ganze Bandbreite möglicher Parameter verbergen:

- *Stress und körperliche Anspannung:* familiäre Belastungen, schulische oder berufliche Überforderung, soziale Spannungen im Freundeskreis, Mobbing, Termindruck, »Freizeitstress«, muskuläre Verspannungen z. B. auch durch Fehlhaltungen, mangelnde körperliche Bewegung oder auch körperliche Überbeanspruchung
- *Negative Gedanken und Gefühle:* Ängste, depressive Verstimmungen, dysfunktionale Kognitionen bezüglich des Schmerz-

erlebens und anderer Belastungen, subjektive Schmerzüberzeugungen, Katastrophisierungen

- *Schlimmes Erlebnis in der Vergangenheit:* eventuelle Traumata, belastende Lebensereignisse des Patienten selbst oder in der Familie
- *Konzentration auf den Schmerz:* einseitige Aufmerksamkeitsfokussierung beim Patienten und in der Familie, Schonverhalten, sozialer Rückzug
- *Vermeidung unangenehmer Pflichten:* positive Verstärkung des Schmerzverhaltens durch Reaktionen in Familie, Schule, Freundeskreis oder am Arbeitsplatz sowie passive Schmerzbewältigung

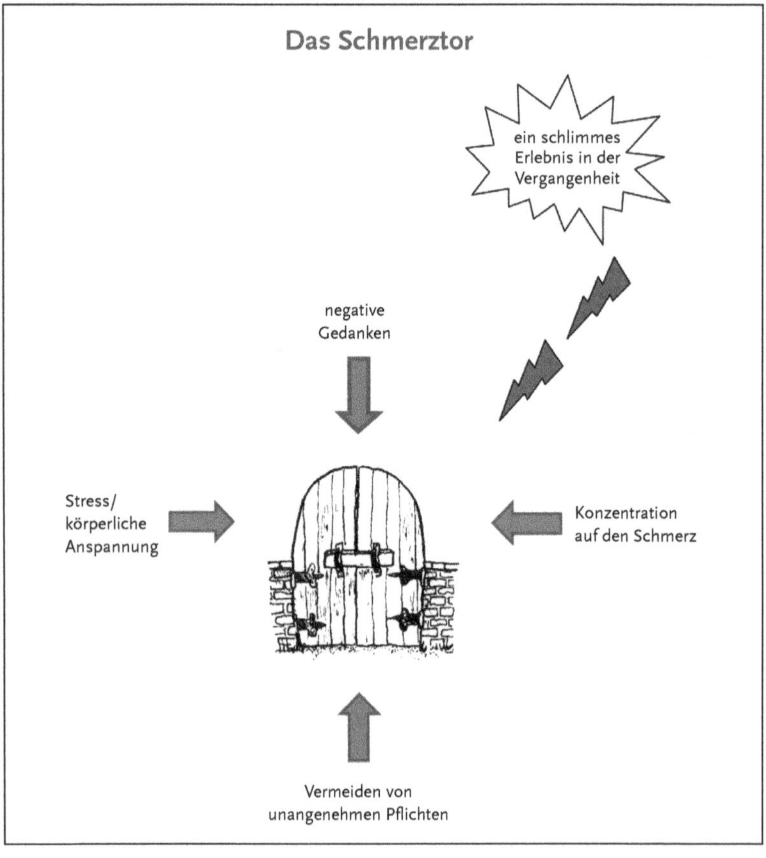


*Abb. 1: Das Schmerztor*

Durch das wiederholte gemeinsame Auftreten, die Interaktion und die gegenseitige Verstärkung dieser Faktoren kann es zu einer fortschreitenden Sensitivierung des schmerzverarbeitenden Systems kommen. Die Entstehung eines Schmerzgedächtnisses wird verdeutlicht mithilfe der Assoziationen und Bahnungen zwischen den einzelnen Faktoren und dem Schmerztor, die aufgrund von Lernprozessen entstehen: Schmerzen treten immer häufiger auf, werden stärker und dauern länger. Im Bild gesprochen: Das Schmerztor geht immer leichter und weiter auf. Im schlimmsten Fall schließt es sich gar nicht mehr vollständig, sondern steht dauerhaft offen, das heißt, hier sind chronische Schmerzen entstanden.

Das Modell »Schmerztor« stellt somit ein wichtiges Bindeglied zwischen Diagnostik und Therapie dar: Es ermöglicht den Patienten, eine Metaposition zum Schmerzproblem einzunehmen und die individuellen Einflussfaktoren, deren Zusammenhänge und gegenseitige Verstärkung zu identifizieren.

Im Gespräch darüber können dann zusätzlich zur Schmerzanamnese weitere Gesichtspunkte entdeckt werden, die Hinweise auf eine mögliche Angststörung, Depression, posttraumatische Belastungsstörung oder überfordernde Belastungssituation geben. Auch »yellow flags«, psychische Risikofaktoren bei der Schmerzverarbeitung, werden deutlich: Dysfunktionale Kognitionen, Depressivität, Durchhaltestrategien und Vermeidungsverhalten zeigen sich bei der Besprechung von Einflussfaktoren. Ebenso lässt sich der Stellenwert der Schmerzen im Familiensystem explorieren. Durch diese Informationen wird dann eine individuelle Therapieplanung möglich.

Bei der Betrachtung der schmerzauslösenden und -verstärkenden Faktoren wird auch an die Erfahrung von Ausnahmen angeknüpft, die die Betroffenen schon gemacht haben. Diese werden als wichtige Hinweise darauf genutzt, wie Schmerzbewältigung oder -linderung gelingen kann. Dadurch ergeben sich gleichzeitig Ansatzpunkte für künftige Erleichterungen und Verbesserungen. Noch während der Edukation kann man also erste Ideen für die Einflussnahme und hilfreiche Veränderung entwickeln. Auf diese Weise machen Patienten nach einer meist längeren »Leidenszeit« und vielen Gefühlen der Hilflosigkeit so früh wie möglich wieder Erfahrungen von Selbstwirksamkeit im Umgang mit den Schmerzen.

## 1.7 Psychologische Behandlungskonzepte für Schmerzen im Kindes- und Jugendalter

### 1.7.1 Kopfschmerzen im Kindes- und Jugendalter

Kropp und Kollegen (2015) geben eine Übersicht über die psychologische Behandlung von Kopfschmerzen bei Kindern und Jugendlichen. Ziel sollte dabei neben einer Reduktion der Schmerzen auch die Verminderung der »durch die Schmerzen verursachten Vermeidungsstrategien und Rückzugstendenzen« sowie der »Einschränkungen in der Lebensqualität« sein (ebd., S. 607). Die Autoren empfehlen, ein biopsychosoziales Schmerzmodell zu vermitteln und einen Kopfschmerzkalender zu führen. Des Weiteren führen sie Entspannungsverfahren, Biofeedback, die operante Schmerztherapie, Schmerzbewältigung, die kognitive Verhaltenstherapie und multimodale Behandlungsansätze als evaluierte Therapieverfahren auf. Besonders effektiv ist danach eine Kombination von Biofeedback mit kognitiver Verhaltenstherapie. Auch Powers und Kollegen (2013) zeigen, dass die kognitive Verhaltenstherapie (10 Sitzungen) in Verbindung mit Entspannung (biofeedback-kontrolliert) zu einer deutlichen Verbesserung der Migräne bei Kindern und Jugendlichen führt. Sie fordern deshalb den Einsatz von Kognitiver Verhaltenstherapie als Erstlinientherapie, eventuell in Kombination mit medikamentöser Unterstützung (ebd., S. 2628).

Ein solches kognitiv-verhaltenstherapeutisches Gruppenprogramm stellt »Stopp den Kopfschmerz!« von Denecke und Kröner-Herwig (2000) dar. In 8 Sitzungen à 90 Minuten lernen die Teilnehmer Strategien zur Reduktion von schmerzauslösenden psychosozialen und körperlichen Belastungen. Sowohl in der ersten Evaluation im Jahr 2000 als auch in der Praxisevaluation im Jahr 2005, in die Fälle von 123 Therapeuten eingingen, ergeben sich signifikante Effekte hinsichtlich der Anzahl von Kopfschmerztagen sowie der Leistungsfähigkeit und Lebensqualität der Teilnehmer (Kröner-Herwig 2005).

In einer Studie von Petter und Kollegen (2013) an Jugendlichen wird *Achtsamkeit* als wichtiger Resilienzfaktor identifiziert, der die kognitive Schmerzverarbeitung (v. a. Katastrophisierungen bezüglich der Schmerzen) und auch das Schmerzerleben positiv beeinflussen kann. Ihrer Meinung nach sollte deshalb die kognitive Verhaltenstherapie durch ein Achtsamkeitstraining ergänzt werden.

Das »MIPAS-Family-Programm« von Gerber (2010) ist ein verhaltenspädiatrisches Gruppenkonzept, bestehend aus 8 Sitzungen à 90

Minuten für die Kinder und einem Elterntraining (5 Sitzungen à 120 min). Es enthält die Module »Edukation: Krankheitsbild der Migräne«, »Lebensführung und medikamentöse Therapie« sowie »Reizverarbeitung und -bewältigung«. Im Sinne einer Gegenkonditionierung sollen die Betroffenen einen konstruktiveren Umgang mit den alltäglichen Stressoren erwerben und so für eine Hebung der Reizschwelle sorgen. Gerber-von Müller und Kollegen (2012) können zeigen, dass man dadurch tatsächlich einen spezifischen Einfluss auf die kortikale Informationsverarbeitung im Sinne einer Normalisierung nehmen kann. Die behandelten Kinder erleben sowohl direkt nach dem Training als auch ein Jahr später Verbesserungen ihrer Lebensqualität.

Ochs und Schweizer (2005) stellen ein ressourcenorientiertes Konzept für die *systemische Familienberatung* bei primären Kopfschmerzen im Kindes- und Jugendalter vor. Im Mittelpunkt steht dabei das Auffinden »guter Gründe« für die Kopfschmerzen und die Würdigung der besonderen Sensibilität des betroffenen Kindes. Mit allen Familienmitgliedern gemeinsam entwickelt man Lösungen für einen konstruktiveren Umgang mit Belastungen sowie für mehr Entlastung im Alltag.

Schon eine einstündige *Psychoedukation* in der Schule kann zu einer nachhaltigen signifikanten Reduktion der Kopfschmerzen führen. Dies zeigen Straube und Kollegen (2015), die 12- bis 19-jährige Schüler über Risikofaktoren, Stressmanagement und einfache Dehnübungen informierten.

### 1.7.2 Bauchschmerzen im Kindes- und Jugendalter

Nach Bufler, Groß und Uhlig (2011) sollte das Therapieziel bei chronisch-funktionellen Bauchschmerzen »nicht die vollständige Beschwerdefreiheit« sein, »sondern das Erlernen von Strategien, die zur Schmerzbewältigung beitragen und die Alltagsaktivitäten fördern. (...). Mehrere Metaanalysen methodisch hochwertiger Studien belegen vor allem die Wirksamkeit kognitiv-verhaltenstherapeutischer Therapiemethoden« (ebd., S. 301). Auch Groß und Warschburger (2013) nennen als Therapieziele »neben einer Schmerzreduktion« ein erfolgreiches Coping von »alltäglichen und krankheitsbezogenen Stressoren« sowie eine Bewältigung der mit der Krankheit »entstandenen psychosozialen Beschwerden« (ebd., S. 81).

Robins und Kollegen (2005) untersuchten, ob Kinder (6–16 Jahre alt) mit wiederkehrenden Bauchschmerzen von einem *kognitiv-verhaltenstherapeutischen Training für die Familie* zusätzlich zur medizinischen Standardbehandlung profitieren. Dazu fanden 5 Sitzungen à 40 Minuten entweder für das Kind allein oder für Kind und Eltern statt. Vermittelt wurden neben einem Modell zum Zusammenhang von Stress und Schmerz verschiedene Entspannungs- und kognitive Techniken zur Schmerz- und Stressbewältigung. Die Eltern, die vorher beschützend das Vermeidungsverhalten der Kinder gefördert hatten, sollten »Partner« ihrer Kinder bei der aktiven Schmerzbewältigung werden. Tatschlich reduzierten sich die Bauchschmerzen ebenso wie die Schulfehltage signifikant. Diese Effekte waren auch in der 6- und 12-Monats-Katamnese stabil.

In der Vestischen Kinder- und Jugendklinik Datteln wird das psychologische Gruppentraining »Bauchtänzer« angeboten (Berger u. Damschen 2009). Es besteht aus 8 Gruppensitzungen à 120 Minuten, in denen vorwiegend kognitiv-verhaltenstherapeutische Strategien erarbeitet werden. Besonderen Wert legt man dabei auf die Vermittlung sozialer Fertigkeiten mithilfe von Rollenspielen und auf »Techniken der kognitiven Umstrukturierung und positiver Selbstinstruktionen sowie der Aufmerksamkeitsfokussierung« (ebd., S. 364). Ergänzend zu den Gruppensitzungen der Kinder gibt es Elternberatungen, in denen die Eltern erfahren, wie sie ihre Kinder bei der aktiven Schmerzbewältigung unterstützen können und welche Veränderungen im familiären oder schulischen Umfeld dazu beitragen.

»Stopp den Schmerz mit Happy-Pingu« von Groß und Warschburger (2012) besteht aus 6 Gruppentreffen à 90 Minuten. Kognitiv-verhaltenstherapeutische Elemente (Informationen über Schmerz und angemessenes Coping, die Veränderung dysfunktionaler Gedanken durch kognitive Umstrukturierung sowie Methoden der Aufmerksamkeitslenkung und der Förderung positiven Erlebens) werden ergänzt durch die regelmäßige Durchführung von Entspannungsübungen. In der Evaluation ergab sich eine signifikante Reduktion von Häufigkeit und Intensität der Bauchschmerzen, gemessen mithilfe eines Bauchschmerztagebuchs. Auch das aktuelle Stresserleben, das Angsterleben sowie die Schmerzkognitionen waren signifikant gesunken, während sich eine signifikante Verbesserung der gesundheitsbezogenen Lebensqualität ergeben hatte (Groß u. Warschburger 2012b, 2013).

### 1.7.3 Multimodale stationäre Therapie chronischer Schmerzen im Kindes- und Jugendalter

Am Deutschen Kinderschmerzzentrum in Datteln wurde ein Konzept für die stationäre Therapie chronischer Schmerzen bei Kindern und

Jugendlichen entwickelt. Es liegt als Manual vor (Dobe u. Zernikow 2013) und wird inzwischen in dieser Form auch von anderen Kinderschmerzzentren in Deutschland angeboten. Dieses Programm ist offen für Kinder mit allen möglichen Schmerzstörungen, unabhängig von der Lokalisation der Schmerzen und psychischen oder somatischen Komorbiditäten.

Eine stationäre Schmerztherapie gilt immer dann als indiziert, wenn das Kind massiv in seinen Alltagsfunktionen beeinträchtigt ist. Nach Dobe und Zernikow (2013, S. 78) ist das dann der Fall, wenn mindestens drei der folgenden fünf Punkte erfüllt sind:

- Schmerzdauer länger als sechs Monate
- Dauerschmerzen durchschnittlich mindestens der Stärke 5 (auf der 10-stufigen Skala)
- Schmerzspitzen von mindestens Stärke 8 (auf der 10-stufigen Skala) mindestens zweimal pro Woche
- mehr als 5 Schulfehltage in den letzten 20 Schultagen
- hohe subjektive Lebensbeeinträchtigung

Zusätzlich sollte eine hohe Behandlungsmotivation bei Kind und Eltern zu erkennen sein.

Der stationäre Aufenthalt ist auf drei Wochen festgelegt, in Ausnahmefällen kann es auch eine Verlängerung geben. In dieser Zeit findet die Therapie im Einzel- und Gruppensetting statt. Zusätzlich gibt es mindestens ein Familiengespräch sowie mehrere Belastungserprobungen.

In fünf Modulen werden Strategien erarbeitet, deren Ziel die aktive Schmerzbewältigung und die Teilnahme am »normalen« Alltag ist. Gleichzeitig soll eine möglichst hohe Lebensqualität mit den und trotz der Schmerzen erreicht werden.

Dies erfolgt vor allem mithilfe aktivierender Maßnahmen und kognitiv-verhaltenstherapeutischer Interventionen wie Aufmerksamkeitslenkung, kognitive Umstrukturierung und Expositionsverfahren (»Schmerzprovokation«). Entspannungs- und imaginative Verfahren kommen ergänzend zum Einsatz. Die Voraussetzung für einen möglichst guten Transfer von der Klinik in den Alltag schaffen sogenannte »Stresstage« auf der Station sowie Belastungserprobungen an der Heimatschule. Auch Physiotherapie, Kunst- und Musiktherapie sowie körpertherapeutische Verfahren gehören zum Angebot.

Da die Familie sowohl durch die Modellfunktion als auch in ihren Reaktionen auf das Schmerzverhalten der Kinder eine wichtige Rolle bei der Aufrechterhaltung und Verstärkung der Schmerzen spielt, wird das Familiensystem in die Therapie mit einbezogen.

Dobe und Zernikow (2013, S. 209 ff.) berichten die Ergebnisse mehrerer Studien zur Evaluation der multimodalen stationären Schmerztherapie. So zeigten die so behandelten Kinder und Jugendlichen klinisch signifikante Verbesserungen hinsichtlich der Schmerzstärke und emotionaler Variablen. Auch die Anzahl der Schulfehltage sowie die Schulunlust gingen signifikant zurück. Diese Effekte waren für die behandelten Kinder (7–11 Jahre) und die Jugendlichen (11–18 Jahre) gleich stark und hielten über einen Katamnesezeitraum von 6 und 12 Monaten stabil an.

## 1.8 Hypnose in der Therapie von Schmerzen

Die Anwendung von Hypnose hat eine lange Tradition in der Medizin und hier insbesondere bei der Therapie und Linderung von Schmerzen (Kossak 2004, S. 507–584). So spielten Trancezustände und der Einsatz geeigneter Suggestionen eine wichtige Rolle bei Heilritualen der Antike und im Mittelalter. Vor der Entwicklung gut wirksamer Anästhetika konnten im 19. Jahrhundert John Elliotson und James Esdaile Hunderte von chirurgischen Eingriffen unter Hypnose durchführen (einen guten Überblick über die Geschichte der Hypnose geben z. B. Gerl 1998 oder Kossak 2004).

In der Geburtshilfe kam die Hypnose zur Schmerzlinderung und Geburtserleichterung bis weit ins 20. Jahrhundert in den sogenannten »Hypnotarien« (Hypnosegeburtskliniken) in Russland zum Einsatz (Lorenz-Wallacher 2016). Sie wird heute unter dem Begriff »Hypno-Birthing« (Mongan 2013) wieder populär.

Auch in der modernen, evidenzbasierten Medizin und Zahnmedizin gibt es Belege für die Wirksamkeit der Hypnose in verschiedenen Anwendungsgebieten und in unterschiedlichen Settings (Häuser et al. 2016): So lindert die Medizinische Hypnose Schmerzen und andere körperliche Beschwerden und senkt sowohl die Angst als auch andere psychische Belastungen bei Eingriffen oder im Krankheitsverlauf. Während der Trance kann man Einfluss auf gestörte körperliche Prozesse nehmen, die Selbstregulation des Organismus und die Heilung werden so gefördert. Hier sind sowohl direkte Suggestionen durch den

Arzt wirksam als auch die Anwendung von Selbsthypnose oder das Hören einer Audioaufnahme. Die beschriebenen Wirkungen lassen sich dann an Erfolgsparametern wie dem Medikamentenbedarf (z. B. Analgetika oder Sedativa) oder der Genesungsdauer messen.

Die hypnotische Analgesie, die Reduktion akuter Schmerzen mithilfe von Trancezuständen, scheint im Kortex die Kommunikation zwischen den Hirnarealen zu stören, die normalerweise bei der Verarbeitung noxischer Reize zusammenarbeiten. Während der Trance und der Suggestion einer Analgesie kommt es zu einer starken frontalen Aktivierung. In der Folge entkoppeln sich die somatosensorischen Anteile von der affektiv-motivationalen Verarbeitung der Schmerzreize: Diese werden nicht mehr als so unangenehm schmerzhaft wahrgenommen. (Weiss u. Miltner 2010)

Jensen (2012) weitet den Fokus noch und führt Effekte der Hypnose auf allen Ebenen des Zentralnervensystems an, wodurch sich die Verarbeitung von Schmerzen in der sogenannten »Schmerzmatrix« verändert. Die lokalen physiologischen Prozesse an der Peripherie werden durch geeignete Suggestionen so beeinflusst, dass sich die Responsivität der Nozizeptoren ebenso wie Entzündungsreaktionen oder die vaskuläre Aktivität reduzieren. Auch die Aktivität des Nervensystems im Hinterhorn des Rückenmarks ist durch Hypnose modulierbar. Darüber hinaus hat die Hypnose regulierenden Einfluss auf die kortikale Erregbarkeit sowie die funktionelle Konnektivität im Gehirn.

Jensen (2012) weist darauf hin, dass vor allem die kortikale Verarbeitung der Schmerzen in den unterschiedlichen Hirnarealen durch maßgeschneiderte Suggestionen zielgerecht verändert werden kann. So kann man zum Beispiel das Wiedererleben einer angenehmen Situation suggerieren. In diesem Fall wird wohl die Aktivität und Interaktion aller Hirnregionen, die dafür notwendig sind, aktiviert. Eine Suggestion, die auf die Reduktion der Schmerzwahrnehmung abzielt, wird wohl eher zu einer Hemmung der Kommunikation in der »Schmerzmatrix« führen (ebd., S. 72).

Über die reine Schmerzreduktion und -bewältigung hinausgehend hat auch die Hypnotherapie – also die Nutzung von Trancezuständen im Rahmen einer Psychotherapie – einen Stellenwert in der Behandlung von Schmerzen. Durch geeignete innere Bilder und therapeutische Metaphern wird eine Veränderung dysfunktionaler Muster von Kognitionen, Gefühlen und Verhalten angeregt. Gleichzeitig wird das physiologische Erregungsniveau durch diese Imaginationstechniken gesenkt, was wiederum einen Einfluss auf die Schmerzwahrnehmung oder die Bewältigung krankheitsbedingter Belastungen hat (Gulewitsch et al. 2012).

In der Therapie von Schmerzen kommen verschiedene hypnotische Interventionen zum Einsatz. Dies können dissoziative, assoziative oder symbolische Techniken sein.

Die *Dissoziation* ermöglicht eine Distanzierung, eine »Abspaltung« des schmerzenden Teils vom übrigen Körper. Der Patient wird zum Beispiel aufgefordert, ein Körperteil zur Behandlung quasi abzugeben, während er sich in Trance an einen Wohlfühlort oder in eine schöne Erinnerung begibt (Faymonville 2010; Schmierer 2010).

Die *Assoziation* wendet sich direkt dem Schmerz zu und verändert seine Wahrnehmung. Dies kann dadurch geschehen, dass der Patient den Schmerz zunächst in verschiedenen Qualitäten (Form, Ausdehnung, Farbe, Temperatur u. Ä.) beschreibt, die in der Hypnose unter der Regie des Unbewussten hilfreich verändert werden. Auch die Imagination heilender und lindernder Maßnahmen (z. B. Kühlung) in Trance schafft Erleichterung (Ebell 2002; Peter 2010).

Durch *symbolische Techniken* wird ein Reframing des Schmerzes erreicht. Eine mögliche Funktion des Schmerzes kann in Trance gefunden und gesundheitsförderlich eingesetzt werden. So kann der Schmerz als Warnsignal verstanden werden, das auf notwendige Bedürfnisse oder mögliche Belastungen hinweist und damit den Weg zu einer gewinnbringenden Veränderung möglich macht (z. B. Stenzel 2009, S. 12).

Die in der Schmerztherapie angewandten hypnotischen Techniken können auch daraufhin unterschieden werden, ob sie symptomorientiert oder problemorientiert eingesetzt werden. Das *symptomorientierte Vorgehen* dient der direkten Reduktion des Schmerzes und ist dann erfolgversprechend, wenn es eine klare somatische Verursachung der Schmerzen gibt und diese nur geringen Krankheitsgewinn zur Folge haben oder kaum durch systemische Faktoren beeinflusst sind (Pielsticker 2002). Mithilfe eines *problemorientierten Vorgehens* lässt sich eine Veränderung des schmerzaufrechterhaltenden Settings erreichen (Peter 2005). So kann zum Beispiel in Trance die Gestalt eines »Symptomträgers« eingeführt werden, einer Person, die genau die gleichen Beschwerden hat wie der Patient, ihm aber völlig fremd ist. Bei der Betrachtung und Reflexion der Lebensbedingungen des Symptomträgers werden schmerzbeeinflussende Faktoren im eigenen

Leben leichter entdeckt. Über die anschließende Konstruktion eines »Anti-Symptomträgers«, der nie eine solche Symptomatik ausprägen würde, und die Kommunikation der beiden Gestalten kann man dann hilfreiche Veränderungen identifizieren und anregen (Peter 2010).

Die *Wirksamkeit der Hypnose und Selbsthypnose* in der Behandlung von Schmerzen ist vielfach mit methodologisch guten Studien belegt. Mit ihrer Hilfe lässt sich vor allem der Teufelskreis aus Schmerz und Angst gut durchbrechen. Mit relativ einfachen und ökonomisch günstigen Mitteln ist damit ein hoher therapeutischer Nutzen in der Schmerztherapie zu erreichen (Revenstorf 2005).

### 1.8.1 Therapie akuter Schmerzen

Die Hypnose wurde vor der Entwicklung zuverlässig wirkender Anästhetika lange Zeit als effektive Anästhesiemethode angewandt. Auch heute noch setzt man Hypnose symptomorientiert ein, um akute Schmerzen zu beeinflussen. In der Regel kommen dabei Suggestionen zur Anwendung, die direkten Einfluss auf die Schmerzwahrnehmung nehmen: Die Schmerzen sollen nicht mehr oder nur stark abgeschwächt ins Bewusstsein des Patienten gelangen.

Ganz selten noch kommt die Hypnose als einziges Anästhetikum in der Chirurgie zum Einsatz (Wicks 2009). Eine sogenannte *Handschuh-Anästhesie* wird durch die direkte Suggestion von Taubheit und Schmerzfreiheit mithilfe der Vorstellung eines starken Betäubungsmittels erreicht. Ideomotorische Signale, zum Beispiel das Heben eines Fingers, zeigen dem Arzt, wann die nötige Schmerzfreiheit für den Eingriff erreicht ist. Diese lässt sich dann auf andere Körperteile übertragen, indem die betäubte Hand zum Beispiel in Kontakt mit dem geplanten Operationsfeld gebracht wird.

Als Anästhetikum wird die *Hypnose auch in der Zahnmedizin* verwandt. Darüber hinaus kommt sie dort in verschiedenen anderen Anwendungsbereichen wie der Behandlung von Angst, Würgereiz oder Zähneknirschen und -pressen zum Einsatz (Schmierer 2010). Alle zahnmedizinischen Eingriffe können unter Hypnose mit nur minimaler medikamentöser oder ganz ohne Anästhesie durchgeführt werden. Durch eine entsprechende Vorbereitung (»seeding«) des Patienten durch das gesamte Praxissetting und einfache Induktionsmethoden werden schnelle und tiefe Trancen erreicht. Der Therapeut leitet den Patienten zur Dissoziation an und utilisiert alle Sinnesreize aus der Umgebung oder im Rahmen der Behandlung, um den Trancezustand weiter zu vertiefen. Auch die oben beschriebene Handschuh-Anästhesie kann man auf den Mundbereich übertragen, um so eine schmerzfreie Behandlung zu ermöglichen. Posthypnotische Suggestionen am Ende der Zahnbehandlung unterstützen eine rasche beschwerdearme Heilung. Die Hypnose in der Zahnmedizin wird durch die *Deutsche Gesellschaft für Zahnärztliche Hypnose* (DGZH) in Praxis, Theorie und Forschung gefördert.

An der Universitätsklinik Lüttich wird auf Initiative von Marie-Elisabeth Faymonville die sogenannte *Hypnosedierung* routinemäßig bei operativen Eingriffen eingesetzt (Faymonville 2010). Der Patient bekommt dabei intravenös eine leichte Sedierung verabreicht. Er erhält ein Lokalanästhetikum und ist während der ganzen Zeit wach. Ein Anästhesist induziert die Trance (das Wiedererleben eines schönen Erlebnisses) und begleitet den Patienten während der gesamten Operation mit geeigneten Suggestionen. So können eventuelle Sinnesreize aus der Umgebung in die Hypnose eingebaut und »reframed« werden. Auch sehr unangenehme Eingriffe, z. B. an der Schilddrüse, sind mithilfe der Hyposedierung in Lokalanästhesie möglich. Der Patient ist nach der Hypnosedierung »hämodynamisch stabiler, braucht weniger Medikamente, hat weniger Angst und Schmerzen, neigt weniger zu Übelkeit und Erbrechen und zeigt nach der Operation weniger Müdigkeit und Entzündungsreaktion, erholt sich schneller und ist zufriedener« (Faymonville 2010, S. 117). Dieses Verfahren wird inzwischen an vielen weiteren Kliniken bei verschiedensten Operationen angewandt, u. a. auch an den Unikliniken Tübingen und Regensburg, wo Wachkraniotomien unter Hypnose durchgeführt werden (Hansen 2010).

### 1.8.2 Therapie chronischer Schmerzen

Bei der Behandlung chronischer Schmerzen reicht ein allein symptomorientiertes Vorgehen nicht aus. Da dysfunktionale Kognitionen und ein ungünstiges oder unzureichendes Copingverhalten eine wichtige Rolle bei der Chronifizierung spielen, sollte man auch deren Veränderung in die Therapie mit einbeziehen. So haben symptomorientierte Strategien, die auf eine Annahme des Schmerzes, seine unmittelbare Veränderung oder die Ablenkung abzielen, ebenso Bedeutung wie ein problemorientiertes Vorgehen, das die Begleitumstände der Schmerzen sowie die aktuelle Lebenssituation des Patienten berücksichtigt (Scholz 2006; Stenzel 2009).

Jensen (2012) führt eine *Vielzahl hypnotischer Induktionen und Suggestionen* zur Behandlung chronischer Schmerzen auf, die »maßgeschneidert« für das Schmerzproblem des Patienten und das individuelle Therapieziel eingesetzt werden können. Er weist darüber hinaus auf die Bedeutung des Selbsthypnosetrainings hin, das mithilfe von Audioaufnahmen aus den Therapiesitzungen erfolgt. Über geeignete Anker und das regelmäßige Üben kommt der Patient dann im Laufe der Zeit immer mehr dazu, die gewünschten Effekte selbst dauerhaft hervorzurufen.

Eine sehr spezifische Anwendung stellt die Behandlung der *chronischen Bauchschmerzen beim Reizdarm- oder Reizmagensyndrom* dar. Mit dem sogenannten »Manchester-Protokoll« (z. B. Gonsalkorale 2006) liegt dazu ein mehrfach evaluiertes Manual für die Durchführung von darmzentrierten Trancen (»gut-directed hypnotherapy«) vor. Es umfasst Suggestionen von Ruhe und Entspannung sowie Wärme im Bauch. Eine Normalisierung der Darmtätigkeit wird durch geeignete Bilder (z. B. ein ruhig dahingehender Fluss) gefördert. Posthypnotische Suggestionen erzielen ein Andauern der in der Hypnose erreichten Effekte. Mit dem regelmäßigen Üben über mehrere Wochen erlangen die Patienten so nicht nur eine Erleichterung bezüglich ihrer Symptome, sondern auch immer mehr Selbstkontrollüberzeugungen. Dieser Erfolg hält über Jahre an (Hefner et al. 2009).

Als Gruppenprogramm wird die Hypnotherapie chronischer Bauchschmerzen bei Reizdarmsyndrom in Deutschland unter dem Namen »Schmetterlinge im Bauch« von der Abteilung für Psychosomatik an der Universitätsklinik Saarbrücken angeboten. Unter dem gleichen Namen gibt es beim Hypnos-Verlag eine CD zur Selbsthypnose (Häuser 2007).

### 1.8.3 Therapie funktioneller Schmerzen – der hypnosystemische Ansatz

Je chronifizierter die Schmerzen sind, je mehr somatoforme Anteile die Schmerzstörung besitzt, desto weniger erfolgversprechend ist ein symptomorientiertes Vorgehen und desto wichtiger ist die Berücksichtigung aller Faktoren des biopsychosozialen Schmerzmodells. Das gesamte System, in dem sich der Patient in seiner aktuellen Lebenssituation befindet, rückt dann in den Fokus der Therapie.

In dieser Betrachtungsweise ist das Symptom Ausdruck einer »Kommunikationsstörung« zwischen der Person und ihrer Umwelt.

Dem Patienten gelingt es im Umgang mit den sozialen Anforderungen aufgrund seiner psychischen Konstitution über einen langen Zeitraum nicht, die für sein Wohlbefinden nötigen Bedürfnisse zu befriedigen. Der Körper als Bühne des Unbewussten weist mithilfe der Symptomatik darauf hin und erzwingt Änderungen des bestehenden Systems. Der Patient erlebt seinen Körper dann als feindlich, als nicht kooperativ in den Herausforderungen des Alltags. Das Leitthema der Therapie kann deshalb wie ein Buchtitel von Hanne Seemann lauten: *Freundschaft mit dem eigenen Körper schließen* (Seemann 2009). Mithilfe der Hypnotherapie geht es darum, unbewusstes Wissen über eine gesündere Lebensform zu aktivieren und umzusetzen. Als Mittel werden dabei Trancen, Metaphern und Geschichten verwendet, die den Patienten dabei unterstützen, all seine Ressourcen zu aktivieren und eine bessere Zukunft für sich zu gestalten. Das Vertrauen in den eigenen Körper, das aufgrund der beeinträchtigenden Symptomatik verloren gegangen ist, lässt sich durch ein Reframing wiedergewinnen: Der Körper wird zum Signalgeber, der bedeutende Defizite anzeigt, und kann so als Partner bei der Suche nach einer besseren Balance im Leben genutzt werden.

In Trance kann man das Symptom zum Beispiel als »ungebetenen Hausgast« konstruieren oder den Körper betrachten »wie ein Kind, dem es so ergeht« (Meiss 2005).

### 1.8.4 Hypnotherapie von Schmerzen im Kindes- und Jugendalter

In der Pädiatrie gibt es viele Belege für die Wirksamkeit der Hypnose vor allem bei akuten Schmerzen, bei schmerzhaften Eingriffen und postoperativem Schmerz (Rogovik u. Goldmann 2007).

Gerade die *Kontrolle akuter Schmerzen* durch Hypnose gelingt bei Kindern ab einem Alter von vier bis fünf Jahren gut. Dies liegt wahrscheinlich daran, dass ihnen Trancezustände aus ihrem Alltag sehr vertraut sind: Beim Spielen, Ausdenken von Geschichten und Tagträumen erleben Kinder immer wieder natürliche Trancen. Die Behandlung gelingt umso besser, je mehr die Vorerfahrungen mit Schmerzen und deren individuelle emotionale Bedeutung berücksichtigt werden.

Die Induktionsmethoden sollte man dabei der kognitiven und emotionalen Entwicklung der Kinder anpassen. Besonders wirksam sind sie, wenn in den Imaginationen Lieblingsorte, -tätigkeiten oder -geschichten und -lieder aufgegriffen werden. Jugendliche nutzen gern die Vorstellung von Computer- oder Videospielen. Olness und Kohen (2006, S. 99) geben tabellarisch eine Übersicht über die Induktionstechniken in den verschiedenen Altersstufen.

*Präverbal (0–2 Jahre)*

Taktile Stimulation: streicheln, tätscheln
Kinästhetische Stimulation: wiegen, einen Arm vor und zurück bewegen
Auditive Stimulation: Musik oder jedes surrende Geräusch: Fön, elektrischer Rasierer, Staubsauger (außerhalb der Reichweite des Kindes platziert)
Visuelle Stimulation: Mobile oder andere Objekte, die ihre Form, Farbe oder Position ändern
Eine Puppe oder ein Stofftier halten

*Kleinkind (2–4 Jahre)*

Seifenblasen
Aufklappbücher (Pop-up-Bücher)
Geschichten erzählen
Der stereoskopische Blick
Lieblingsaktivität
Mit dem Kind über eine Puppe oder ein Stofftier sprechen
Schlaffe Schlabber-Ann/Andy
Teddybär
Induktion bzw. sich selbst auf Video anschauen

*Vorschulalter (4–6 Jahre)*

Dem Atem folgen
Lieblingsort
Verschiedene Tiere
Blumengarten
Geschichten erzählen (allein oder in Gruppen)
Mächtige Eiche
Münztechnik
Buchstaben anschauen
Aufklappbücher
Fernsehen/Fantasie
Der stereoskopische Blick
Videoband anschauen
Springender Ball
Wärme-Biofeedback (oder auch andere Biofeedbackmethoden)
Fingerabsenkung
Auf dem Spielplatz

*Grundschulalter (7–11 Jahre)*

Lieblingsort
Lieblingsaktivität
Wolke betrachten
Fliegender Teppich
Videospiele (imaginiert oder in Realität)
Fahrrad fahren
Armsenkung
Dem Atem folgen
Lieblingsmusik
Sich selbst auf Kassette anhören
Münztechnik
Punkt auf der Hand fixieren
Hände (Finger) zusammenführen
Armrigidität

*Adoleszenz (12–18 Jahre)*

Lieblingsort/-aktivität
Sportliche Aktivität
Armkatalepsie
Dem Atem folgen
Videospiele (imaginiert oder in der Realität)
Computerspiele (imaginiert oder in der Realität)
Augenfixation auf die Hand
Auto fahren
Musik machen oder hören
Handlevitation
Finger/Hände wie Magneten zusammenführen
Fantasiespiele (z. B. in Kerkern und mit Drachen)

*Abb. 2: Induktionstechniken für verschiedene Altersstufen*

Wie bei den Erwachsenen sind direkte Suggestionen von Betäubung (z. B. Handschuh-Anästhesie) oder schmerzinkompatiblem Erleben (Wohlbefinden, Lachen, Entspannung) möglich. Ebenso sind Dissoziationsangebote (Distanzierung vom Schmerz) oder Veränderungen der Schmerzqualitäten wirksam (Olness u. Kohen 2006). Je nach Entwicklungsstand kann man dabei Puppen, Stofftiere oder Helden aus der Literatur als Modelle nutzen.

Immer sollten die Eltern in die Therapie mit einbezogen werden, da deren Einstellung zur Hypnose die Behandlung unterstützen oder auch behindern kann (Saadat a. Kain 2007).

Holtz und Mrochen (2009) berichten über das Projekt »no fears – no tears« in Kanada am Ende der 1980er Jahre. Krebskranken Kindern lehrte man hypnotherapeutische Techniken zur Kontrolle von Schmerz und Angst. Ihre Eltern fungierten dabei als Kotherapeuten. Unter anderem fanden die »Schmerzschalter-Technik«, mit deren Hilfe sich der Schmerz herunterregulieren lässt, und die Handschuh-Anästhesie Anwendung. Bei einer katamnestischen Untersuchung nach 12 Jahren bestätigten sowohl die Patienten als auch deren Eltern die nachhaltigen Effekte der Hypnotherapie. Vor allem das Erleben von Autonomie und Selbstwirksamkeit in einer Situation großer Not wurde als wohltuend beschrieben. Dies führte dazu, dass die jungen Erwachsenen die Selbsthypnosetechniken auch später zur Bewältigung schwieriger Situationen nutzten.

### Kopfschmerzen

Kohen und Zajac (2007) helfen Kindern und Jugendlichen mit *wiederkehrenden episodischen Kopfschmerzen* durch ein Training der Selbsthypnose. Ausgangspunkt ist jeweils die Imagination eines Wohlfühlortes, an dem noch nie Schmerzen aufgetreten sind. In vier Sitzungen bekommen die Patienten dann verschiedene Suggestionen zur Schmerzregulation angeboten: die Reduktion der Schmerzstärke auf einer imaginierten Skala oder die Veränderung der Schmerzgestalt in Form, Farbe und anderen Qualitäten. Diese Übungen sollen zu Hause zwei- bis dreimal täglich durchgeführt werden, auf Wunsch gibt es dazu eine Audioaufzeichnung. Ein Viertel der Kinder hat nach diesem Training keine Kopfschmerzen mehr, die anderen können besser damit umgehen. Die Effekte sind dann besser, wenn die Patienten das Audiotape nutzen.

In einer Langzeitkatamnese kann Kohen (2010) zeigen, dass die positiven Effekte dieses Selbsthypnosetrainings bei Jugendlichen mit wiederkehrenden episodischen Kopfschmerzen über Jahre anhalten und sogar noch generalisieren. Ein großer Anteil der befragten jungen

Menschen wendet die Selbsthypnose auch für andere Problemstellungen (unter anderem Stressbewältigung, Vorbereitung von Prüfungen oder Auftritten, Angstbewältigung) an.

Bei Jugendlichen mit *chronischen, täglich auftretenden Kopfschmerzen* arbeitet Kohen (2011) ebenso erfolgreich mit Hypnose und Selbsthypnose. Die angebotenen Suggestionen werden dabei ganz individuell unter Utilisierung aller verfügbaren Ressourcen für die jugendlichen Patienten entwickelt und zielen direkt auf eine Veränderung der Schmerzintensität ab.

Auch Gysin und Kollegen (2000) wenden Hypnose und Selbsthypnose für *episodische und chronische funktionelle Kopfschmerzen* an. Ausgehend von der Erinnerung an ein Erleben ohne Kopfschmerzen und von der Beschreibung aller dazugehörigen sensorischen Begleitumstände soll diese Erfahrung in Trance immer wieder aktualisiert werden. Dies wird in 5 Einzel-Sitzungen à 30 Minuten erarbeitet. Als Erfolgsmaß verwenden die Autoren einen sogenannten Kopfweh-Score, der schwere Kopfschmerzen stärker gewichtet. Dieser geht in der Hypnosegruppe (im Vergleich zur Gruppe mit Psychoedukation und/oder Physiotherapie) deutlich zurück, die Erfolge sind vor allem bei der Betrachtung der individuellen Verläufe deutlich sichtbar. Zudem steigen die Selbstkontrollüberzeugungen der Patienten.

Olness und Kollegen (1987) zeigen, dass ein dreimonatiges Selbsthypnosetraining bei *Migräne* die Häufigkeit der Migräneattacken signifikant reduziert. Es ist damit wesentlich wirkungsvoller als eine medikamentöse Prophylaxe mit Propranolol. Die Schmerzintensität der einzelnen Attacken bleibt allerdings unverändert. Die Patienten erhalten den Auftrag, zweimal täglich die Selbsthypnose zu üben. Ausgangspunkt ist die Suggestion eines Wohlfühlorts, daran schließen sich verschiedene Angebote zur Schmerzreduktion und Handschuh-Anästhesie an.

Das Gruppentraining »Kopfschmerzkinder« (Seemann 2002) hat eine vorbeugende Vermeidung der Kopfschmerzen zum Ziel. Dies geschieht, indem man die Selbstregulation des Körpers unterstützt. In diesem Sinne ist die Therapie eine »Intervalltherapie«: Die Strategien sollen in den schmerzfreien Zeiten wirksam werden. Abgeleitet aus den Entstehungsmodellen für Migräne und Spannungskopfschmerzen werden hypnotherapeutische Übungen zur Körperwahrnehmung und zur Beeinflussung autonomer Funktionssysteme angeboten. Es geht dabei um eine gute Reizabschottung, um die Balance von Entspannung und Aktivierung, um die Wahrnehmung und den sozial verträglichen Ausdruck »schwieriger« Gefühle (Wut, Ärger, Sorgen) sowie um die Förderung von Selbstakzeptanz und Autonomie. Je nach der Zusammensetzung der Gruppe kann man die verschiedenen Übungen aus Themenmodulen wählen. Auf diese Weise erfolgt eine möglichst individuell angepasste »Einzeltherapie in der Gruppe«. Sie findet nach einem Anamnesegespräch in 12 wöchentlichen Gruppentreffen statt, dazu kommen zwei Elternabende und ein Nachgespräch. In der Katamnese nach 6–9 Monaten sind Häufigkeit, Dauer und Intensität der Kopfschmerzen signifikant gesunken (Seemann et al. 2002).

Ein *Gruppenprogramm für Kinder und Jugendliche mit Migräne und Spannungskopfschmerzen* stellt auch »MigKi« (für 5- bis 10-Jährige) bzw. »Mi-Teen« (für 11- bis 17-Jährige) dar (Bach 2012). Es enthält kognitiv-verhaltenstherapeutische Elemente vor allem zur Vorbeugung von Kopfschmerzen. Diese soll durch die Bewältigung der individuellen Auslöser und durch kognitive Strategien (Umgang mit dysfunktionalen Gedanken) erreicht werden. Die hypnotherapeutischen Suggestionen und Metaphern dienen vor allem der Linderung von akuten Symptomen bei Kopfschmerzattacken. Die Trancen werden zur Selbsthypnose auf CD mitgegeben und sollen täglich geübt werden.

MigKi besteht aus jeweils fünf Kindersitzungen und drei Elternabenden, Mi-Teen aus sechs Sitzungen für die Jugendlichen und zwei Elternabenden à 90 Minuten. Sechs Wochen vor Beginn der Gruppenphase findet ein Anamnesegespräch statt, ein kurzes Abschlussgespräch folgt danach. Durch die Teilnahme an der Gruppe ergeben sich signifikante Veränderungen von Häufigkeit und Intensität der Kopfschmerzattacken. Dieser Effekt tritt allerdings erst verzögert auf. Eine signifikante weitere Reduktion der Häufigkeit zeigt sich dann auch in der Katamnese nach drei und sechs Monaten.

### Bauchschmerzen

Die Wirksamkeit von Hypnose bei der Behandlung von chronischen funktionellen Bauchschmerzen im Kindes- und Jugendalter ist sehr gut belegt (Palsson 2015). In der Regel wird dabei auf das sogenannte »Manchester-Protokoll« (Gonsalkorale 2006; Vlieger 2007) zurückgegriffen, das für die jungen Patienten modifiziert wird. Mahler (2015) führt noch weitere *Techniken zur häuslichen Selbsthypnose* an, die relativ einfach in der gastroenterologischen Sprechstunde vermittelt werden können: Die Trance wird mithilfe der Bauchatmung induziert, eine

Vertiefung geschieht durch Suggestionen zur Muskelentspannung. Diese werden dann ergänzt durch die Imagination eines »sicheren Orts«, durch die gezielte Veränderung der Schmerzgestalt oder durch die Vorstellung, dass man die Schmerzen in der körpereigenen Steuerungszentrale reguliert. Grübelgedanken können in Trance von den Wellen des Meeres weggespült oder von einem Heißluftballon davongetragen werden.

Rutten und Kollegen (2014) vergleichen die validierte Hypnotherapie nach dem Manchester-Protokoll durch einen Therapeuten mit der Selbsthypnose allein mithilfe von CDs. Dabei kommt eine jeweils angepasste Version der Trancen für jüngere und ältere Kinder zur Anwendung. Die Intervention läuft über drei Monate, in deren Verlauf die jungen Patienten entweder sechsmal eine Sitzung à 50 Minuten mit einem Hypnotherapeuten haben oder nur von einer sogenannten »Study-nurse« an die Durchführungen der Selbsthypnose erinnert werden. Beide Gruppen sollen die Übungen mindestens fünfmal pro Woche durchführen. In einer Langzeitbeobachtung über ein Jahr sollen die Effekte hinsichtlich der Schmerzen (gemessen mit einem Schmerztagebuch), hinsichtlich der Reduktion von Depression und Angst sowie der allgemeinen Lebensqualität verglichen werden. Leider liegen dazu derzeit (März 2017) noch keine Ergebnisse vor.

Gulewitsch und Kollegen (2012) haben mit »Sonne im Bauch« eine hypnotherapeutisch-behaviorale Kurzzeitintervention zur Therapie funktioneller Bauchschmerzen entwickelt. Diese besteht aus je zwei Kinder- und Elternsitzungen à 90 Minuten, die in der Gruppe stattfinden. Die Kinder erlernen vor allem verschiedene hypnotherapeutische Methoden zur Schmerzbewältigung und werden zur Selbsthypnose angeleitet, während man mit den Eltern hilfreiche Erziehungsstrategien im Umgang mit Stress und Bauchschmerzen im Familienalltag erarbeitet. Sowohl mit den Kindern als auch mit den Eltern wird ein individuelles biopsychosoziales Störungsmodell entwickelt, das einerseits zur konstruktiven Bewältigung der Schmerzen anregen und andererseits schmerzbezogene Ängste reduzieren soll. In der Pilotstudie zeigte sich, dass sich durch »Sonne im Bauch« vor allem die Häufigkeit der Schmerzen reduzieren lässt. Gleichzeitig steigt die gesundheitsbezogene Lebensqualität, während die mit den Schmerzen verbundenen emotionalen Belastungen geringer werden.

# 2 »Alles im Kopf!« – das Manual

## 2.1 Einführung

Alles im Kopf! ist ein hypnosystemisches Konzept und vereint kognitiv-verhaltenstherapeutische mit hypnotherapeutischen Interventionen. Es entstand in vielen Jahren der praktischen Arbeit mit Kindern und Jugendlichen, die unter chronischen Schmerzen leiden. Es wurde und wird dabei ständig weiterentwickelt.

In diesem Konzept werden die Schmerzen als eine kompetente Reaktion auf eine Überforderung durch individuelle Stressoren betrachtet: Der Organismus weist darauf hin, dass wichtige Komponenten im Leben zu kurz kommen. Dies können zum Beispiel die Bedürfnisse nach Ruhe, Versorgtwerden, Genuss, Entwicklung, Autonomie oder auch Zugehörigkeit sein. Die Schmerzen führen zunächst zu einer Entlastung des Patienten, einer Erhöhung der Selbstaufmerksamkeit und einer Störung des bestehenden Systems. Wenn sich auf Dauer keine adäquate Lösung der bestehenden Überlastungssituation findet, sondern Patient und soziales Umfeld mit einem »Mehr-Desselben« reagieren, chronifizieren die Schmerzen. Diese hypnosystemische Sichtweise wiederkehrender Schmerzen passt zu den oben dargestellten biopsychosozialen Störungsmodellen der unterschiedlichen Schmerzformen.

Im besten Falle geschehen die somatische und psychologische Diagnostik von chronischen Schmerzen parallel. Alles im Kopf! ist deshalb kompatibel mit den medizinischen Störungskonzepten und lässt sich gut in ein interdisziplinäres Behandlungskonzept einbetten.

In der Therapie geht es darum, eine individuell gute Balance zwischen den Anforderungen aus der Umwelt und den berechtigten Bedürfnissen des Patienten zu finden. Dafür soll ein konstruktiver Umgang mit den persönlichen Stressoren entwickelt werden.

Im Fokus der therapeutischen Arbeit steht das individuelle Erleben der jugendlichen Patienten. Ihre durch die Schmerzen erhöhte Selbstaufmerksamkeit wird umgelenkt auf Erfahrungen des Wohlbefindens und der Selbstkompetenz. Alle Interventionen zielen deshalb darauf ab, Ressourcen zu aktivieren sowie aktives Coping und eine hilfreiche Veränderung der Umwelt zu erarbeiten. Alles im Kopf! hat also einen salutogenetischen Ansatz.

Mithilfe der verhaltenstherapeutischen Interventionen werden Werkzeuge zur Stressbewältigung vermittelt und eingeübt. Die hypnotherapeutischen Interventionen (formale Trancen, Anleitung zur Selbsthypnose, Einstreusuggestionen, Gebrauch von Metaphern, Pacing und Leading) haben das Ziel, über die Aktivierung unbewusster Ressourcen die Selbstregulation des Organismus wieder anzuregen. In der Gruppe handelt es sich dabei zwangsläufig um ein eher unspezifisches Angebot. Die Kinder und Jugendlichen bekommen einen ganzen »Werkzeugkasten« unterschiedlicher Techniken vermittelt. Im aktiven Ausprobieren und Experimentieren können sie entdecken, was davon wirklich für sie hilfreich ist. Im Einzelsetting ist natürlich ein spezifischer, symptom- oder konfliktorientierter Einsatz in Abhängigkeit von den prozessorientierten Entscheidungen möglich (Revenstorf u. Peter 2009, S. 24). Auch die Formulierung der Induktionen und Suggestionen der Trancen kann man dann ganz individuell anpassen.

Die Eltern werden in die Therapie mit einbezogen. Ihre Unterstützung ist dafür notwendig, Veränderungen im Alltag der Kinder und Jugendlichen nachhaltig umsetzen zu können. Dazu erhalten die Eltern alle wichtigen Informationen sowohl zum Störungsmodell als auch zum therapeutischen Vorgehen.

Alles im Kopf! umfasst nach Anamnese und Psychoedukation sechs therapeutische Einheiten sowie zwei Elternabende oder -gespräche. Die therapeutischen Sitzungen können sowohl im Gruppensetting als auch im Einzelsetting durchgeführt werden.

Am Beginn steht eine ausführliche Anamnese. Diese wird mithilfe von Fragebögen für Kind und Eltern vor dem ersten Termin sowie im Erstgespräch erhoben und erfasst sowohl pathogenetische als auch salutogenetische Aspekte.

Das Arbeitsmodell » Schmerztor« steht im Zentrum der Psychoedukation, in deren Rahmen man schon erste hilfreiche Veränderungen ableiten kann.

Die Inhalte der Therapieeinheiten bauen darauf auf. Die Kinder und Jugendlichen erlernen Strategien und Einstellungen, die sie dabei unterstützen, ihren Alltag so zu gestalten, dass Wohlbefinden, Freude und ein achtsamer Umgang mit dem eigenen Körper im Mittelpunkt stehen. Jede Einheit steht unter einem bestimmten Thema. Dazu gibt es einen kognitiv-verhaltenstherapeutischen Teil und eine Trance, die zur Selbsthypnose auf CD mitgegeben wird.

Die folgende Tabelle gibt einen Überblick über die Einzel- und Gruppensitzungen von Alles im Kopf!. Dabei werden die jeweilige

| Beschreibung | Zielgruppe | Inhalt | Ungefährer Zeitaufwand | Pacing und → Leading |
|---|---|---|---|---|
| **Erstgespräch** | Kind und Eltern | Anamnese und Psychoedukation | 90 Min. | |
| **Follow-up-Gespräch** | Kind und Eltern | Evaluation des Schmerztagebuchs<br>Beratung<br>weitere Planung | 60 Min. | |
| **Erster Elternabend** | Eltern | Psychoedukation<br>Information über Inhalte der Gruppensitzungen | 90 Min. | |
| 1. **Schließe das Schmerztor!** | Kinder | Kennenlernen<br>Therapievertrag<br>Wiederholung der Edukation<br>Definition eines Therapieziels<br>Verdeutlichung des salutogenetischen Ansatzes | 90 Min. | Die Schmerzen werden noch als eigenständiges quälendes Phänomen ohne Möglichkeiten der Beeinflussung oder Kontrolle erfahren.<br>→ Es gibt Möglichkeiten, das Schmerzgeschehen zu verstehen.<br>→ Es gibt Möglichkeiten, darauf Einfluss zu nehmen.<br>→ Jede kleine selbst initiierte Verbesserung ist Bestätigung dafür.<br>→ Ein Erleben ohne Schmerzen ist möglich. |
| 2. **Komm in die Stressbalance** | Kinder | Identifikation von Symptomen für Wohlbefinden und für Stress<br>Verständnis dieser Symptome als Signale des Organismus | 90 Min. | Stress und Schmerzen sind unangenehme Körpererfahrungen, die man gerne loswerden möchte.<br>→ Die Symptome geben wichtige Informationen, was dem Körper guttut.<br>→ Es ist wichtig, auf diese Signale zu achten, sie ernst zu nehmen und angemessen darauf zu reagieren.<br>→ Der Körper gibt dann auch ein Feedback in der Form von Wohlfühlsignalen. |

| Beschreibung | Zielgruppe | Inhalt | Ungefährer Zeitaufwand | Pacing und → Leading |
|---|---|---|---|---|
| | | Verständnis von Stress als Missverhältnis zwischen Belastungen und Ausgleich<br>Kennenlernen von individuellen Stressbewältigungsmöglichkeiten | | |
| 3. **Finde deinen eigenen Rhythmus** | Kinder | die Bedeutung von Abwechslung in der Alltagsgestaltung<br>die Bedeutung von Pausen<br>Tipps zur Pausengestaltung<br>die Nutzung von Körpersignalen, um den individuellen Rhythmus herauszufinden<br>Progressive Muskelentspannung | 90 Min. | Phasen langer Anstrengung ohne Unterbrechung und Abwechslung erzeugen Stress und evtl. sogar Schmerzen.<br>→ Die Körpersignale geben wichtige Hinweise zum individuellen inneren Rhythmus des Organismus.<br>→ Die achtsame Wahrnehmung dieser Signale weist auf nötige Pausen und Abwechslung hin.<br>→ Dadurch wird eine zu große und lang andauernde Anspannung verhindert, der Organismus kann sich erholen und im eigenen Rhythmus selbst regulieren. |
| 4. **Gute Gedanken machen das Leben leichter** | Kinder | die Bedeutung negativer Gedanken für das Erleben von Stress<br>Formulierung hilfreicher funktionaler Gedanken und Vorstellungen<br>Aktivierung alternativen Erlebens mithilfe funktionaler Gedanken und Vorstellungen – erweiterter Gedankenstopp | 90 Min. | Das Stresserleben ist gekennzeichnet durch negative Gedanken und Gefühle. Diese können Schmerzen triggern.<br>→ Negative Gedanken und Gefühle lassen sich beeinflussen und verändern.<br>→ So reduziert sich das gesamte Stresserleben.<br>→ Adäquates Bewältigungsverhalten kann aktiviert werden. |

| Beschreibung | Zielgruppe | Inhalt | Ungefährer Zeitaufwand | Pacing und → Leading |
|---|---|---|---|---|
| 5. **Mut tut gut** | Kinder | Stärken und Schwächen als Bestandteile einer gesunden Persönlichkeit<br>Akzeptanz von Schwächen/Utilisierung von Schwächen<br>Stärkung des Selbstbewusstseins durch Vergegenwärtigung der eigenen Stärken<br>evtl. Rollenspiele | 90 Min. | Die Fokussierung auf die eigenen Schwächen provoziert negatives Erleben.<br>→ Die Beschäftigung mit den positiven Eigenschaften stärkt das Selbstbewusstsein.<br>→ Die Wahrnehmung innerer Stärke kann man bewusst aktivieren.<br>→ Eine aufrechte Körperhaltung triggert selbstsicheres Erleben.<br>→ Diese Erfahrungen kann man einüben. |
| 6. **Schmerz lass nach!** | Kinder | Techniken der Schmerzbewältigung durch Ablenkung<br>Zusammenfassung der Inhalte/Feedback/Ausblick | 90 Min. | Schmerzen ziehen einen Großteil der Aufmerksamkeit auf sich und werden dadurch noch quälender.<br>→ Die Aufmerksamkeit kann durch geeignete Strategien gelenkt werden.<br>→ Eine Umfokussierung ermöglicht ein angenehmeres Erleben.<br>→ Auch mit Schmerzen ist dadurch eine gute Lebensqualität möglich.<br>→ Durch aktives Tun, das Anwenden der individuell hilfreichen Strategien, kann man eine weitere Besserung erreichen. |
| **Zweiter Elternabend** | Eltern | Tipps zur Umsetzung des Erlernten und zur Sekundärprävention<br>Klärung von Fragen | 60–90 Min. | |
| **Nachgespräch** | Kind und Eltern | Feedback<br>Klärung individueller Fragen<br>evtl. weiterverweisen | 30–45 Min. | |

*Tabelle 1: Überblick über die einzelnen Sitzungen von Alles im Kopf!*[3]

3 In dieser Tabelle werden Kinder und Jugendliche unter dem Begriff »Kind/Kinder« zusammengefasst.

Zielgruppe, der ungefähre Zeitaufwand, die Inhalte und das Pacing und Leading jeder therapeutischen Einheit aufgeführt.

In der Hypnotherapie bezeichnet *Pacing* das »Abholen« des Klienten in seiner individuellen Wirklichkeit. Dies wird zum Beispiel durch das Benennen und Spiegeln seines aktuellen Erlebens erreicht. Dadurch wird der Rapport, eine gute Beziehung zwischen Therapeut und Klient, gefördert. Aufseiten des Klienten entsteht eine Ja-Haltung, die die Akzeptanz der im *Leading* dargebotenen neuen Ideen erleichtert. In der Tabelle werden die therapeutischen Einheiten damit auf einer Metaebene beschrieben, von der sich die konkreten Interventionen und Strategien ableiten lassen.

## 2.2 Anamnese

### 2.2.1 Fragebögen

In der Regel vergehen mehrere Wochen von der Anmeldung eines Kindes bis zum ersten Termin für Diagnostik und Beratung.

In dieser Zeit erhalten die Familien Fragebögen mit der Bitte, diese noch vor dem ersten Kontakt ausgefüllt zurückzuschicken. Der Patient und seine Eltern bekommen jeweils einen separaten Fragebogen.

Der *Bogen für das betroffene Kind* (Abb. 3) erfragt in Anlehnung an den *Deutschen Schmerzfragebogen für Kinder und Jugendliche* (Schroeder et al. 2010) die Lokalisation der Schmerzen, ihre Stärke und Dauer sowie eine eventuelle Begleitsymptomatik. Außerdem interessieren das Copingverhalten des Kindes, das mit der deutschen Fassung des *Paediatric Pain Coping Inventory* (PPCI-Revised) (Hechler et al. 2008) erhoben wird, schmerzverstärkende und schmerzlindernde Einflüsse, Auswirkungen der Schmerzen auf den (Schul-)Alltag sowie eventuelle traumatische Vorerfahrungen.

Im *Elternbogen* (Abb. 4) geht es um die allgemeine familiäre und soziale Situation, die bisherige »Schmerzgeschichte« mit Diagnostik und Therapie, kritische Lebensereignisse in Zusammenhang mit den Schmerzen, aber auch um die Auswirkungen der Schmerzen auf das Familiensystem sowie um das elterliche Copingverhalten im Umgang mit dieser Belastung (Deutsche Fassung der *Parental Catastrophizing Scale*, Hechler et al. 2011).

Mithilfe dieser Vorinformationen kann man schon vor dem ersten Gespräch Hypothesen über die Art der Schmerzen und die aktuelle systemische Situation des Patienten gewinnen. Daraufhin wird einerseits die adäquate medizinische Diagnostik geplant, andererseits können schon im Vorfeld erste Ideen entwickelt werden, welche Impulse und Interventionen für den Patienten und seine Familie hilfreich oder auch notwendig sein könnten.

**Anna** ist 12 Jahre alt und hat immer wieder Bauchschmerzen. Diese treten vor allem vor schwierigen Situationen auf, z. B. vor Prüfungen in der Schule oder vor Auftritten ihrer Hip-Hop-Gruppe. Anna ist schon recht gut darin, ihre Schmerzen aktiv zu bewältigen. Im Fragebogen gibt sie an, häufig kognitive Strategien zu nutzen: Sie lenkt sich durch positive Gedanken ab und spricht sich selbst Mut zu. In der Beratung wird dieses Coping ausdrücklich gewürdigt. Mit Anna zusammen können jetzt Ideen entwickelt werden, wie sie darauf aufbauend noch weitere hilfreiche Strategien nutzen kann.

**Lenny** ist 7 Jahre alt und leidet circa einmal im Monat unter Migräneattacken. Er kann diese gut bewältigen, indem er sich ins Bett legt und schläft, in der Regel benötigt er kein Medikament. Im Elternfragebogen wird deutlich, dass Lennys Mutter sehr verängstigt auf die Kopfschmerzen reagiert. Sie macht sich große Sorgen um Lennys Gesundheit, fühlt sich davon überwältigt und kann sich von diesen Gefühlen nur sehr schwer distanzieren.

Hier ist im Beratungsgespräch zunächst eine detaillierte Aufklärung über die Pathophysiologie der Migräne wichtig, um Lennys Mutter die Angst zu nehmen. Dann werden mit ihr Copingstrategien besprochen, damit sie ihre Reaktionen auf seine Migräneattacken besser kontrollieren kann. Davon kann dann auch Lenny profitieren. Wenn seine Mutter gelassener mit der Migräne umgeht, muss er nicht zusätzlich zu den Kopfschmerzen ihre Angstreaktionen befürchten. Dadurch kann sich Lennys Alltag weiter entspannen – eventuell wird dann auch die Migräne seltener.

### 2.2.2 Erstgespräch

Das Erstgespräch findet in der Regel in Kombination mit einem Termin zur medizinischen Untersuchung und Beratung statt. Durch diese Gleichzeitigkeit wird von Anfang an verdeutlicht, dass Schmerzen multimodal diagnostiziert und behandelt werden. So wird auch vermieden, dass nach einer langen Phase der somatischen Untersuchungen der Eindruck entsteht, die Psychologie werde nur deshalb zurate gezogen, weil man körperlich nichts gefunden habe.

Hier steht das gegenseitige Kennenlernen im Mittelpunkt. So werden zunächst noch einmal Basisinformationen zur allgemeinen Situation (Alter, Schulart und Jahrgangsstufe, familiäre Situation, Geschwister) erhoben. Dann darf das Kind sein Schmerzproblem schildern, wobei es genügend Raum zum Beschreiben seines Erlebens bekommt. So wird schon beim Erstkontakt klar gezeigt, dass man das Kind als Experten für sich selbst und sein Schmerzproblem ernst nimmt. Unter Umständen müssen die Eltern an dieser Stelle »ausgebremst« werden mit dem Hinweis, dass auch sie noch Gelegenheit erhalten, ihre Sichtweise darzustellen.

Das Kind wird nach dem ersten Auftreten, einem vermuteten Auslöser, der Häufigkeit, Dauer und Intensität der Schmerzen gefragt. Außerdem geht es um das Schmerzverhalten (auch die Schulfehltage), die Gedanken und Gefühle im Umgang mit den Schmerzen und um die Reaktionen der Umwelt darauf. Die bisherigen Behandlungsversuche und deren Effekte sind genauso wichtig wie die Ausnahmen, also Zeiten, in denen die Schmerzen wesentlich besser oder sogar ganz verschwunden waren. Außerdem ist die subjektive Schmerztheorie des betroffenen Kindes interessant, ebenso wie die subjektive Theorie darüber, wie man die Schmerzen behandeln sollte. Bewältigungserfahrungen sollten ausgiebig gewürdigt werden – sie zeigen, dass das Kind (vielleicht noch unsystematisch oder unbewusst) Einfluss auf die Schmerzen nehmen kann, dass Kontrolle und damit Verbesserung also möglich ist.

Im Erstgespräch sind aber nicht nur die Schmerzen wichtig, sondern es sollen möglichst viele Facetten des Alltags beleuchtet werden. Deshalb werden auch der Tagesablauf, die Freizeitgestaltung und die Stärken des Kindes thematisiert. Ebenso ist die schulische Situation (Noten, Verhältnis zu Lehrern und Mitschülern) wichtig. Am Ende dieses Teils wird das Kind gefragt, ob es noch weitere Informationen zu seiner Person oder seinem Leben anführen möchte, die jetzt besprochen werden sollten.

Im anschließenden Gesprächsabschnitt haben die Eltern Gelegenheit zu Ergänzungen. Sie werden zu den bisherigen Behandlungsversuchen und deren Erfolg sowie nach ihrer subjektiven Schmerztheorie und zu eigenen Schmerzerfahrungen befragt. Zudem können noch notwendige Informationen zu früheren oder anderen chronischen Erkrankungen beim Kind oder in der Familie eingeholt werden.

## Schmerzfragebogen für Kinder

Name: ______________________________

Geburtsdatum: ______________________________

Schulart: ______________________________ Klasse: __________

Datum: ____________________

**Hallo,**

wir wollen uns auf unser erstes Gespräch möglichst gut vorbereiten, um dir dann schon erste Tipps mitzugeben, wie es dir bald wieder besser gehen kann. Deshalb brauchen wir vorab einige Informationen zu dir und deinen Schmerzen.
Bitte fülle den Bogen deshalb ganz sorgfältig aus!

Bis zum persönlichen Kennenlernen
viele Grüße,

das SPZ-Team

Bitte kreuze die Stellen an, an denen du Schmerzen hast:
(Körperschema: vorn/ hinten/ seitlich)

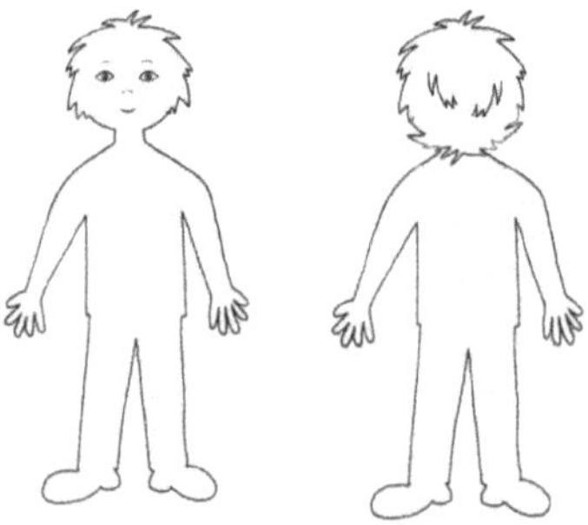

Körpervorderseite Körperrückseite

Wie oft hast du diese Schmerzen in der letzten Zeit gehabt?

- ☐ täglich
- ☐ mehrmals in der Woche
- ☐ ca. einmal in der Woche
- ☐ mehrmals im Monat
- ☐ ca. einmal im Monat
- ☐ seltener

Wie empfindest du deine Schmerzen?

| | | |
|---|---|---|
| ☐ drückend | ☐ beengend | ☐ pochend |
| ☐ pressend | ☐ ziehend | ☐ pulsierend |
| ☐ pochend | ☐ stechend | (hier kannst du mehrere Punkte ankreuzen) |

Wie lange dauern die Schmerzen meistens?

________________________________________

Treten deine Schmerzen zu einer bestimmen Tageszeit oder in Zusammenhang mit einer bestimmten Tätigkeit auf? Wenn ja, zu welcher bzw. mit welcher?

________________________________________

Wachst du nachts wegen der Schmerzen auf?

☐ ja ☐ nein

Wie stark waren deine Schmerzen in den letzten 7 Tagen?

Wie stark waren **die stärksten Schmerzen:**

Kreuze die Zahl auf dem Pfeil ein.

0 1 2 3 4 5 6 7 8 9 10

**kein Schmerz** **schlimmster vorstellbarer Schmerz**

Wie stark waren **die Schmerzen meistens?**

Kreuze die Zahl auf dem Pfeil ein.

0 1 2 3 4 5 6 7 8 9 10

**kein Schmerz** **schlimmster vorstellbarer Schmerz**

Bist du danach wieder fit oder müde und erschöpft

☐ wieder fit ☐ müde und erschöpft

Welche Beschwerden bestehen bei dir noch, wenn du Schmerzen hast?

☐ Übelkeit
☐ Erbrechen
☐ Appetitlosigkeit
☐ Lichtempfindlichkeit
☐ Lärmempfindlichkeit
☐ Geruchsempfindlichkeit
☐ Blässe
☐ Gesichtsrötung
☐ Temperatur-Missempfindungen (Frösteln, Frieren, Zittern, Schwitzen, Fieber)
☐ Sehstörungen (Sehstörungen sind oft schwer zu beschreiben. Wenn du magst, kannst du sie unter diese Frage zeichnen)
☐ Doppelbilder
☐ Kribbeln (»Ameisenlaufen«), Taubheitsgefühl
☐ Lähmung (Muskelschwäche)
☐ Sprachstörung
☐ Gedächtnis- oder Orientierungsschwierigkeiten
☐ Schwindel
☐ Ohrgeräusche

- ☐ Hörminderung
- ☐ Gleichgewichtsstörung
- ☐ Bewusstseinsverlust/ Sturz
- ☐ gerötetes Auge, tränendes Auge oder laufende Nase
- ☐ Nasenbluten
- ☐ andere Beschwerden, welche?

________________________________________

________________________________________

Wie reagierst du auf die Schmerzen?

Hier ist eine Liste von Dingen, die Kinder manchmal tun, wenn sie Schmerzen haben oder ihnen etwas wehtut.
Kreuze bitte jedes Mal an, ob du die beschriebenen Dinge fast nie, manchmal oder häufig machst. Bitte achte darauf, dass du neben jeden Satz nur ein Kreuz machst.

| Nr. | | fast nie | manchmal | häufig |
|---|---|---|---|---|
| 1. | Ich gehe ins Bett. | | | |
| 2. | Ich frage nach Medikamenten. | | | |
| 3. | Ich möchte in den Arm genommen werden. | | | |
| 4. | Ich suche jemanden, der meine Schmerzen versteht. | | | |
| 5. | Ich weine oder schreie. | | | |
| 6. | Ich reibe mir die schmerzende Stelle. | | | |
| 7. | Ich ermutige, mich tapfer zu sein. | | | |
| 8. | Meine Mutter, mein Vater, ein Freund oder eine Freundin sitzen bei mir. | | | |
| 9. | Ich versuche, nicht an den Schmerz zu denken. | | | |
| 10. | Ich atme tief durch. | | | |
| 11. | Ich denke an schöne Dinge. | | | |
| 12. | Ich rede mit jemandem darüber, was ich den Tag über gemacht habe. | | | |
| 13. | Ich wünsche mir, dass die Schmerzen weggehen. | | | |
| 14. | Ich hoffe, dass meine Schmerzen nicht schlimmer werden. | | | |
| 15. | Ich stelle mir in Gedanken vor, wie ich selbst die Schmerzen vertreibe oder verschwinden lasse. | | | |
| 16. | Ich sage mir selbst, dass es mir bald wieder gut geht. | | | |
| 17. | Ich lege mich hin. | | | |
| 18. | Ich sage meiner Mutter oder meinem Vater Bescheid. | | | |
| 19. | Ich bitte jemanden, bei mir zu bleiben. | | | |

| | | | | |
|---|---|---|---|---|
| 20. | Ich weiß, dass ich um etwas bitten kann, das die Schmerzen verringert. | | | |
| 21. | Ich bitte jemanden, mir zu erklären, warum ich Schmerzen habe. | | | |
| 22. | Ich tue etwas Kaltes oder etwas Warmes auf die schmerzende Stelle. | | | |
| 23. | Ich schlafe, bis die Schmerzen weggehen. | | | |
| 24. | Ich drücke die Hand einer anderen Person oder etwas anderes. | | | |
| 25. | Ich bitte jemanden, mir zu erzählen, dass die Schmerzen weggehen und es mir besser gehen wird. | | | |

deutsche Fassung des *Paediatric Pain Coping Inventory* (PPCI-Revised) (Varni et. al 1996)

Bist du wegen der Schmerzen schon einmal von der Schule zu Hause geblieben oder musstest du früher abgeholt worden? Wenn ja, wie oft?

___

Gibt es einen oder mehrere Auslöser für deine Schmerzen?

___

Was macht deine Schmerzen besser?

___

___

Was macht deine Schmerzen schlimmer?

___

___

Was glaubst du, woher deine Schmerzen kommen? Was ist der Grund für deine Schmerzen?

___

___

... und nun zum Schluss noch ein paar ganz andere Fragen:
Was war das schönste Ereignis deines Lebens?

___

___

... und was war das schlimmste Ereignis deines Lebens?

___

___

**Vielen Dank!**
**Bis zum Kennenlernen bei unserem ersten Termin viele Grüße,**
**das SPZ-Team**

*Abb. 3: Fragebogen für Kinder/Jugendliche*

## Schmerzfragebogen für Eltern

**Angaben zur Familie**

**Name der Mutter:** **Geb. Dat. :** **Konf.:**
**Beruf/Berufstätigkeit:** **Staatsbürgerschaft:**

**Name des Vaters:** **Geb. Dat.:** **Konf.:**
**Beruf/Berufstätigkeit:** **Staatsbürgerschaft:**

**Beziehungsstatus der Eltern:** (verheiratet/geschieden/getrennt lebend etc.):

**Sorgeberechtigte/r:** (Gibt es Besonderheiten in der Regelung von Sorge- oder Aufenthaltsbestimmungsrecht, Besuchsrecht?)

______________________________

Falls Sie über ein **geteiltes Sorgerecht** verfügen: Ist der andere Sorgeberechtigte mit der Vorstellung Ihres Kindes im SPZ einverstanden?

□ Nein □ Ja

______________________________

**Geschwister des Kindes:** (leibliche/nicht leibliche)

__________ Geb.: __________ Sorgerecht: __________
__________ Geb.: __________ Sorgerecht: __________
__________ Geb.: __________ Sorgerecht: __________
__________ Geb.: __________ Sorgerecht: __________

Gibt es Besonderheiten/Erkrankungen bei den Geschwistern des Kindes? (Besonderheiten in Schwangerschaft, Geburt, Neugeborenenzeit, chronische Erkrankungen, Allergien etc.)

**Besonderheiten in der familiären Konstellation/Situation:** (z. B. »Patchwork«-Familie/Adoptionsfamilie/Pflegefamilie etc.)

**Wann haben die Schmerzen Ihres Kindes begonnen?**

______________________________

______________________________

Traten zu Beginn der Schmerzen größere oder besondere Veränderungen in Ihrem oder dem Leben Ihres Kindes auf?

Wenn ja, welche?

______________________________

______________________________

Was macht Ihr Kind, wenn es Schmerzen hat?

______________________________

______________________________

Welche Veränderungen haben sich durch die Schmerzen für Ihr Kind/das Familienleben ergeben?

______________________________

______________________________

Was haben Sie bis jetzt gegen die Schmerzen unternommen (Medikamente/Ärzte andere Therapeuten/Sonstiges ...); wann hat dies jeweils stattgefunden?

______________________________

______________________________

Wie würde sich das Leben Ihres Kindes/das Familienleben verändern, wenn die Schmerzen verschwänden?

______________________________

______________________________

Bitte schildern Sie einen typischen Tagesablauf Ihres Kindes.

______________________________

______________________________

______________________________

______________________________

Leiden Sie oder ein anderes Familienmitglied unter Schmerzen?

______________________________

______________________________

Hatte Ihr Kind schon einmal einen Zeckenbiss? Wenn ja, wann?

□ ja ______________ □ nein

Hatte Ihr Kind schon einmal eine Kopfverletzung, Gehirnerschütterung o. Ä., wenn ja, wann?

□ Ja, welche ____________ wann: ______________ □ nein

Hat Ihr Kind außer den Schmerzen und den möglichen Begleiterscheinungen noch andere Beschwerden (z. B. unerklärliche Müdigkeit, Konzentrationsprobleme, Erbrechen, wenn es noch nichts gegessen hat, Doppelbilder ...)?

(teilweise aus dem Deutschen Schmerzfragebogen für Kinder und Jugendliche)

Besondere Eigenschaften und besondere Stärken Ihres Kindes

______________________________

______________________________

Gibt es weitere Anmerkungen Ihrerseits?

______________________________

______________________________

**Wie reagieren Sie auf die Schmerzen?**

Wir interessieren uns für die Gedanken und Gefühle, die Sie haben, wenn Ihr Kind Schmerzen hat.
Unten sind 13 Sätze aufgeführt, die verschiedene Gedanken und Gefühle beschreiben. Bitte kreuzen Sie hinter jedem Satz die Zahl/Formulierung an, die am besten zum Ausdruck bringt, wie stark Sie den jeweiligen Gedanken denken, wenn Ihr Kind Schmerzen hat.

**0** = Überhaupt nicht **1** = ein bisschen **2** = mittelmäßig **3** = stark **4** = extrem

| Nr. | Sätze | 0 | 1 | 2 | 3 | 4 |
|---|---|---|---|---|---|---|
| 1. | Wenn mein Kind Schmerzen hat, mache ich mir die ganze Zeit Sorgen darüber, ob die Schmerzen aufhören werden. | | | | | |
| 2. | Wenn mein Kind Schmerzen hat, habe ich das Gefühl, dass ich das nicht lange durchhalte. | | | | | |
| 3. | Wenn mein Kind Schmerzen hat, ist das schrecklich, und ich denke, dass es nie besser wird. | | | | | |
| 4. | Wenn mein Kind Schmerzen hat, ist das furchtbar, und ich fühle mich dadurch überwältigt. | | | | | |
| 5. | Wenn mein Kind Schmerzen hat, halte ich es nicht mehr aus. | | | | | |
| 6 | Wenn mein Kind Schmerzen hat, bekomme ich Angst, dass die Schmerzen schlimmer werden. | | | | | |
| 7. | Wenn mein Kind Schmerzen hat, muss ich ständig an andere schmerzhafte Ereignisse denken. | | | | | |
| 8. | Wenn mein Kind Schmerzen hat, will ich, dass die Schmerzen weggehen. | | | | | |
| 9. | Wenn mein Kind Schmerzen hat, geht mir das nicht mehr aus dem Kopf. | | | | | |
| 10. | Wenn mein Kind Schmerzen hat, denke ich ständig daran, wie sehr es leidet. | | | | | |
| 11. | Wenn mein Kind Schmerzen hat, denke ich ständig daran, wie sehr ich mir wünsche, dass die Schmerzen aufhören. | | | | | |
| 12. | Wenn mein Kind Schmerzen hat, kann ich nichts machen, damit die Schmerzen aufhören. | | | | | |
| 13. | Wenn mein Kind Schmerzen hat, frage ich mich, ob etwas Ernstes passieren könnte. | | | | | |

(Deutsche Fassung der PCS-P [Hechler et al. 2010])

Herzlichen Dank für Ihre Mühe! Bis zum Kennenlernen bei unserem ersten Termin.
Mit freundlichen Grüßen, Ihr SPZ-Team

*Abb. 4: Fragebogen für Eltern*

Auch hier sind alle Bewältigungsversuche und -erfolge ausgiebig zu würdigen.

In der Regel haben die Familien schon viele andere Therapien hinter sich. Manchmal unterwirft sich eine ganze Familie starken

Einschränkungen (z. B. Diäten), um das Schmerzproblem in den Griff zu bekommen. Wenn diese Behandlungsversuche ohne ausreichenden Erfolg geblieben sind, fühlen sich viele Eltern nicht nur hilflos, sondern auch schuldig, weil sie ihr Kind nicht effektiv unterstützen können. Der anstehende Termin bei der Psychologin löst dann oft Ängste aus, es könnten Defizite im elterlichen Verhalten oder Erziehungsfehler aufgedeckt und für das Schmerzproblem verantwortlich gemacht werden. Im Dienste eines guten Rapports ist es deshalb außerordentlich wichtig, alle Bemühungen der Familie ausdrücklich anzuerkennen.

Einer Entlastung und objektiven Einordnung psychologischer Einflussfaktoren dient auch die Psychoedukation, die manchmal eingebettet in das Anamnesegespräch, auf jeden Fall aber im Anschluss daran stattfindet.

**Erstgespräch/Schmerzanamnese**

Name des Kindes: Alter: Schultyp/Klasse:

Geschwister:

Wohnsituation

Trennung? Scheidung? Patchwork?

familiäre Belastungen?
Arbeitssituation der Eltern:

*medizinische Diagnose:*
*Anliegen/Anlass für psychologisches Gespräch:*

---

**KIND:**
Kannst du dich erinnern, wann du das erste Mal Schmerzen hattest?

Auslöser/möglicher Zusammenhang mit Trauma?

Wie oft kommen die Schmerzen vor?

Wann beginnen die Schmerzen meistens?

Wie lange dauern sie meistens?

Wie stark sind deine Schmerzen meistens? 1—2—3—4—5—6—7—8—9—10

Hast du noch andere Beschwerden zusammen mit den Schmerzen?
(bei Migräne: Aura?)

*Schmerzverhalten:*
Was tust du, wenn du Schmerzen hast? Schulfehltage?

Welche Gefühle und Gedanken hast du in Zusammenhang mit den Schmerzen?

*Wie reagieren Familienmitglieder/Freunde auf die Schmerzen?*
Wen belasten die Schmerzen am meisten?

*Ausnahmen:* Was hast du selbst schon unternommen?

Wann waren die Schmerzen besser/ganz weg? Woran könnte das gelegen haben

*Kausalattribution:*
Was glaubst du, welchen Grund die Schmerzen haben? Woher kommen sie?

→ Wie könnte man sie behandeln?

*Allgemein:*
Was machst du gern in deiner Freizeit?

Was sind deine Stärken, was kannst du gut?

Wann fühlst du dich so richtig gut und wohl?

Typischer Tagesablauf

*Schulische Situation*
Freunde?

Lehrer?

Noten/ Leistungsdruck?

**ELTERN:**

Spontane Ergänzung von Mutter/Vater:

Was haben Sie bisher gegen die Schmerzen unternommen?

Gab es früher schon einmal gesundheitliche Probleme bei Ihrem Kind?

Hat es chronische Erkrankungen?

Was glauben Sie, welchen Grund die Schmerzen haben? Woher kommen Sie?

Was belastet Sie am meisten an den Schmerzen Ihres Kindes?

Hatten oder haben andere Familienmitglieder häufiger Schmerzen?

Wie gehen Sie damit um?

Haben wir noch etwas Wichtiges vergessen, was Sie uns mitteilen wollen?

---

Notizen/Beobachtungen ( v. a. auch bezüglich Eltern-Kind-Interaktion)

→ Beratung: das Schmerztor
→ Beratung Migränedisposition
→ Therapeutisches Angebot: ......................................................................

*Abb. 5: Der Gesprächsleitfaden zum Erstgespräch*

## 2.3 Psychoedukation

In der Psychoedukation sollen der Patient und seine Eltern die notwendigen Informationen zur Entstehung und Chronifizierung der

Kopfschmerzen erhalten und gleichzeitig selbst erste Ideen zur Bewältigung entwickeln können. Dazu wird das »Schmerztor«-Modell verwendet, das die Basis aller folgenden Interventionen darstellt (siehe Abb. 1, S. 28).

Es wird ungefähr folgendermaßen erklärt und dabei dem Alter und den kognitiven Fähigkeiten des Kindes entsprechend angepasst. Folgende Inhalte sind wichtig:

- *»Wissenschaftler haben herausgefunden, dass bei der Schmerzentstehung und -aufrechterhaltung verschiedene Umschaltstellen im Zentralnervensystem eine wichtige Rolle spielen. Diese Umschaltstellen kann man zusammenfassen im Modell des ›Schmerztors‹.«*
- *»Immer wenn das Schmerztor aufgeht, erleidet ein Mensch Schmerzen. Wenn es sich wieder schließt, werden die Schmerzen geringer und hören schließlich ganz auf.«*
- *»Das Schmerztor öffnet sich in der Regel bei einer Verletzung, Erkrankung oder anderen Schädigung im Körper.«*
- *»Bei jedem Menschen und bei allen Schmerzen haben aber auch psychologische Faktoren einen Einfluss auf dieses Schmerztor: Stress und körperliche Anspannung, negative Gedanken und Gefühle wie Angst, Sorgen, Kummer, Wut sowie die Konzentration auf die Schmerzen können das Schmerztor weiter aufgehen lassen. Auch das Vermeiden von unangenehmen Aktivitäten und Pflichten spielt dabei eine Rolle.«*

Dabei wird Folgendes besonders betont: Die psychologischen Einflüsse und Mechanismen können jede Art von Schmerzen (z. B. gespannte Erwartung beim Zahnarzt, Ausblenden der Sportverletzung im Wettkampf, Existenzängste bei Tumorschmerzen ...) lindern oder verschlimmern. Meistens haben dazu sowohl Kinder als auch Erwachsene schon derartige Erfahrungen gemacht, an die man im Gespräch anknüpfen kann. Eine Stigmatisierung der Schmerzen als »psycho« lässt sich so vermeiden, und sowohl die Patienten als auch ihre Eltern können sich in ihrer subjektiv erlebten Not ernst genommen fühlen.

- *»Manche Menschen haben früher etwas Schlimmes erlebt. Gefühls- oder Gedankenerinnerungen daran drängen sich dann immer wieder in den normalen Alltag. Diese Erinnerungen können sich mit den aktuellen negativen Gedanken und Gefühlen so vermischen, dass man sie nicht mehr voneinander unterscheiden kann und sie zusammen als ›großes Schlamassel‹ das Schmerztor aufmachen.«*

- *»Umgekehrt helfen Entspannung, fröhliche Gedanken und Gefühle sowie eine Ablenkung durch schöne Aktivitäten dabei, das Schmerztor wieder zu schließen.«*
- *»Die genannten Faktoren, v. a. ›Stress‹, ›negative Gedanken und Gefühle‹ sowie ›Konzentration auf den Schmerz‹ hängen eng miteinander zusammen und verstärken sich oft sogar gegenseitig.«*

An dieser Stelle sollen die Kinder selbst diese Abhängigkeiten finden und von ihren individuellen Erfahrungen erzählen. Die entsprechenden Pfeile werden in das Modell eingezeichnet.

- *»Wer also viel Stress hat, schlägt sich oft auch mit negativen Gedanken und Gefühlen herum, umgekehrt verursachen Kummer und Sorgen wiederum Stress und körperliche Anspannung. Wir verbinden diese Faktoren auf dem Blatt deshalb durch Pfeile.«*
- *»Wer sich sehr auf seinen Schmerz konzentriert, fühlt sich auch schlechter, er macht sich wahrscheinlich auch Sorgen um seine Gesundheit. Und jeder weiß, dass man umso mehr auf Schmerzen achtet, je mieser man sich im Moment fühlt. Deshalb verbinden wir auch diese Faktoren auf dem Blatt durch Pfeile.«*
- *»Stress und die starke Konzentration auf den Schmerz führen auch dazu, dass man eher dazu neigt, unangenehmen Pflichten aus dem Weg zu gehen. Auch hier gibt es also Verbindungen.«*
- *»Wenn man unser Bild jetzt ansieht, bilden die Pfeile ein Netz um das Schmerztor herum. Tatsächlich bildet sich im Nervensystem des betroffenen Menschen ein ›Schmerznetzwerk‹, wenn diese Faktoren immer wieder gemeinsam auftreten und sich gegenseitig verstärken. Es entstehen immer stärkere Verbindungen, die sich durch die ganz normalen Lernprozesse im Gehirn immer mehr verfestigen. Und je besser und intensiver so eine Assoziation erlernt wird, desto leichter und automatischer erfolgt die Antwort auf bestimmte Auslösereize. Das funktioniert genauso, wie wenn man das Einmaleins oder Fremdsprachen lernt oder motorische Fertigkeiten erwirbt (Musikinstrument, Sport). Nach häufigem Üben ›flutscht‹ es ganz leicht. So kann es passieren, dass auch das Schmerztor immer leichter und immer automatischer aufgeht oder sich gar nicht mehr vollständig schließen kann.«*
- *»Mit dem Öffnen des Schmerztors zeigt der Organismus also, dass er im Moment durch zu viel Negatives oder Schwieriges belastet ist, dass hier also eine Veränderung nötig ist. Für diese Veränderung sorgen zunächst einmal die Schmerzen, indem sie meistens den ›normalen*

*Alltag‹ der Betroffenen unmöglich machen. Das ist also sozusagen ›die schlechte Nachricht‹.«*

- *»Es gibt aber auch einen positiven Aspekt: Wenn wir annehmen, dass der Organismus eine Umgestaltung verlangt, und wenn wir wissen, welche psychologischen Faktoren dabei eine Rolle spielen, dann kennen wir auch die Stellschräubchen, an denen wir etwas verändern müssen, um das häufige Öffnen des Schmerztors zu vermeiden.«*
- *»In der Therapie wird es nun darum gehen, diese nötigen Veränderungen zu finden, damit das Schmerztor geschlossen bleiben kann. Psychologen sind Spezialisten darin, Strategien zur Stressbewältigung, zum Umgang mit negativen Gedanken und Gefühlen und zur Steuerung von Aufmerksamkeit zu entwickeln, und deshalb ist es gut, dass du hierhergekommen bist.«*

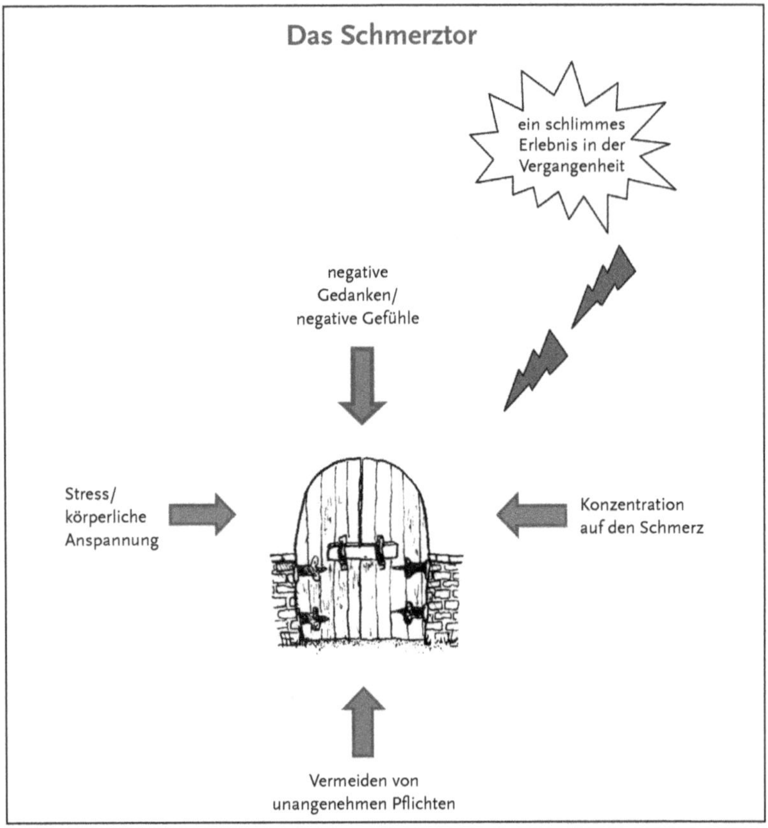


*Abb. 6: Die Interaktionen um das Schmerztor*

Im Anschluss an diese Erklärungen ist es wichtig, sich über die individuellen Erfahrungen der Betroffenen zu unterhalten:

- *»Wie könnte es bei dir anfangs gewesen sein und wie ist es jetzt? Welche Einflüsse auf dein Schmerztor kennst du schon?«*
- *»Wann ging es dir besser? Was hast du selbst schon gefunden, um dein Schmerztor wieder zu schließen?«*

Dabei nimmt man auch Bezug auf die Informationen aus der Anamnese und den Fragebögen und kann zusammen mit dem Kind und seinen Eltern erste Hypothesen formulieren. Das Kind wird als kompetenter Gesprächspartner mit einbezogen – es hat schließlich die größte Erfahrung im Umgang mit den Schmerzen. So wird auch schnell deutlich, wenn den Schmerzen eine psychische Störung oder Erkrankung zugrunde liegt oder damit einhergeht.

Für *Migränekinder* wird die Psychoedukation etwas abgewandelt. Dazu wird die Migräneveranlagung als ganz besondere Eigenschaft des Nervensystems erklärt.

- *»Diese Eigenschaft führt dazu, dass die betroffenen Menschen besonders reizoffen und reizempfindlich reagieren.«*
- *»Migränemenschen sind deshalb oft besonders feinfühlig in der Familie oder im Freundeskreis: Sie spüren gut, wie es den anderen in ihrer Umgebung geht, und registrieren schon sehr früh Spannungen oder schlechte Stimmung. Viele engagieren sich gern sozial und sind darin besonders gut, weil sie sehr mitfühlend sind.«*
- *»Im Alltag können Migränemenschen viele Dinge gleichzeitig wahrnehmen. So können die meisten betroffenen Kinder gut dem Unterricht folgen und gleichzeitig sehr genau mitbekommen, was sonst noch in der Klasse passiert.«*
- *»Welche ähnlichen Erfahrungen hast du da schon gemacht?«*

Ergänzend kann man hier auf Informationen aus der Anamnese zurückgreifen.

- *»Außerdem befindet sich im Gehirn von Migränemenschen ein sogenannter Migränegenerator: Wenn dieser eine Migräneattacke auslöst, entstehen die verschiedenen Begleiterscheinungen der Schmerzen, also die Aura, die Übelkeit, die Licht- und Lärmempfindlichkeit und das allgemeine Krankheitsgefühl.«*

- *»Wir verstehen die Migräne heute als Notbremse des Organismus, wenn er mit zu vielen Reizen konfrontiert wurde. Der Migränegenerator im Gehirn springt an, die Attacke beginnt, das System wird komplett heruntergefahren und das Schmerztor geht auf. Man möchte nichts mehr hören, nichts mehr sehen, kann nicht mehr denken und mag nur noch liegen. Der Organismus holt sich mit der Migräne eine Pause, in der er sich wieder regulieren kann. So krank und elend man sich also während der Migräne fühlt und so krank man auch aussieht – die Migräne ist keine Krankheit, sondern eine kluge Reaktion des Organismus auf eine Überlastung.«*
- *»Tatsächlich kann eine Migräne dann immer häufiger auftreten, wenn sie die einzige Möglichkeit ist, sich vor einer totalen Überlastung zu schützen und für eine absolute Ruhepause zu sorgen.«*
- *»Es geht also in Zukunft darum, Wege zu finden, wie man sich selbst vor einer Reizüberlastung schützen kann, damit das Schmerztor möglichst geschlossen bleibt. Dabei ist es aber natürlich wichtig, nicht den Alltag eines Kranken zu führen, der sich ständig schonen muss, sondern Strategien zu entwickeln, die vor der Überreizung schützen.«*

Die Familien werden dann aufgefordert, erste Ideen zu hilfreichen Veränderungen zu entwickeln. Sie beginnen also, ihre individuellen Ressourcen wieder zu aktivieren. Dies können ganz einfache Maßnahmen sein:

**Leon**, 7 Jahre alt, macht nach der Schule erst einmal eine Mittagspause, in der er in Ruhe allein im Zimmer für sich spielen darf.

**Hatice**, 14 Jahre alt, und ihre Eltern überlegen gemeinsam, wann sie im Alltag Zeit finden können, um Probleme in Ruhe zu besprechen.

Die Eltern von **Mia**, 10 Jahre alt und in der 4. Klasse, machen einen Termin bei der Lehrerin aus, um mit ihr mögliche Erleichterungen im Schulalltag zu erörtern.

Die Eltern versprechen, **Ivan**, 10 Jahre alt, nicht von sich aus auf die Schmerzen anzusprechen, ihn aber bei der aktiven Schmerzbewältigung zu unterstützen.

**Michelle**, 16 Jahre alt und mitten in den Prüfungsvorbereitungen zur Mittleren Reife, geht auf die Suche nach angenehmen Tätigkeiten, die sie bei leichten Schmerzen zur Ablenkung nutzen kann.

So wird für die Patienten und ihre Familien nach einer meist langen Zeit des hilflosen Schmerzerlebens und der passiven Schmerzverarbeitung erstmals wieder eine erste Distanzierung vom Problem und eine Erfahrung von Selbstwirksamkeit möglich.

Am Ende dieses ersten Gesprächs erhält der Patient ein *Schmerztagebuch*. Dieses wurde in Anlehnung an das Tagebuch von Denecke und Kröner-Herwig (2000, S. 138) gestaltet und erfasst nicht nur die Häufigkeit, Dauer und Intensität der Schmerzen, sondern explizit auch die Copingstrategien des Kindes und deren Effektivität.

Auch dazu gibt es ausführliche Erklärungen:

- *»Das Schmerztagebuch gibt Aufschluss darüber, wie oft, wie schlimm und wie lange die Schmerzen auftreten. So können wir sie objektiv erfassen«.*
- *»Es zeigt auch, welche Maßnahmen du schon jetzt zur Schmerzbewältigung ergreifen kannst und welche besonders hilfreich und effektiv sind.«*
- *»Deshalb ist es wichtig, das Schmerztagebuch regelmäßig zu führen. Du solltest dies selbstständig tun. Die Eintragungen sollen einmal am Tag, am besten abends, gemacht werden, es ist nicht notwendig und auch nicht sinnvoll, das Schmerztagebuch ständig bei sich zu tragen und alle Beobachtungen quasi online zu protokollieren.«*
- *»Aus mehreren Wochenprotokollen lassen sich dann eventuelle Regelmäßigkeiten ablesen, die therapeutisch verwendet werden können: Einerseits interessiert uns, ob die Kopfschmerzen an einem bestimmten Tag in der Woche gehäuft auftreten. Dann können wir Ideen entwickeln, wie du an einem solchen besonders nervigen Tag das Schmerztor verschlossen halten kannst. Andererseits ist es noch viel wichtiger zu erfahren, an welchen Tagen die Schmerzen nie oder nur ganz selten kommen. Das gibt uns dann Hinweise darauf, was dir guttut und dich vor einem Öffnen des Schmerztors schützt.«*

Das Protokoll soll für etwa drei bis vier Wochen als Baseline geführt werden und hat einen zweifachen therapeutischen Effekt: Zum einen wird in der Literatur immer wieder beschrieben, dass das Führen eines Schmerztagebuchs allein schon die Auftretenswahrscheinlichkeit für Schmerzen reduziert (Kropp et al. 2015, S. 607). Zum anderen hilft es, eine Beobachterperspektive einzunehmen. Sowohl für das betroffene Kind als auch für die ganze Familie wird es dadurch leichter, den

**Schmerztagebuch von ...**

| WOCHE vom .......... bis .............. | MONTAG | DIENSTAG | MITTWOCH | DONNERSTAG | FREITAG | SAMSTAG | SONNTAG |
|---|---|---|---|---|---|---|---|
| Hast du heute etwas Besonderes erlebt? Was? | | | | | | | |
| Wie gut hast du dich heute allgemein gefühlt? (Note 1–6) | | | | | | | |
| Hattest du heute Schmerzen?<br>Wenn ja → | nein/ja | nein/ja | nein/ja | nein/ja | nein/ja | nein/ja | nein/ja |
| In welchem Körperteil hattest du Schmerzen? | | | | | | | |
| Wie stark waren die Schmerzen? | 1-2-3-4-5-6-7-8-9-10 | 1-2-3-4-5-6-7-8-9-10 | 1-2-3-4-5-6-7-8-9-10 | 1-2-3-4-5-6-7-8-9-10 | 1-2-3-4-5-6-7-8-9-10 | 1-2-3-4-5-6-7-8-9-10 | 1-2-3-4-5-6-7-8-9-10 |
| Wie lang haben sie gedauert?<br>*(Bsp.: 7:30–11 Uhr, 14–15 Uhr)* | | | | | | | |
| Hast du deswegen in der Schule gefehlt (ganz oder ein paar Stunden?); wie lange? | | | | | | | |
| Haben dich die Schmerzen von etwas abgehalten (Hausaufgaben, Sport, Verabredung ...) – wovon? | | | | | | | |
| Was hast du gegen die Schmerzen unternommen? | | | | | | | |
| Um wie viel wurden die Schmerzen dadurch besser?<br>(z. B. von 6 auf 4 → »–2« | | | | | | | |
| ✓ Geschafft! | | | | | | | |

*Abb. 7: Das Schmerztagebuch – Baseline*

## Kopfschmerztagebuch von ...

| WOCHE vom .......... bis .............. | MONTAG | DIENSTAG | MITTWOCH | DONNERSTAG | FREITAG | SAMSTAG | SONNTAG |
|---|---|---|---|---|---|---|---|
| Hast du heute etwas Besonderes erlebt? Was? | | | | | | | |
| Wie gut hast du dich heute allgemein gefühlt? (Note 1–6) | | | | | | | |
| Hattest du heute Kopfschmerzen?<br>Wenn ja → | nein/ja | nein/ja | nein/ja | nein/ja | nein/ja | nein/ja | nein/ja |
| Wie stark waren die Kopfschmerzen? | 1-2-3-4-5-6-7-8-9-10 | 1-2-3-4-5-6-7-8-9-10 | 1-2-3-4-5-6-7-8-9-10 | 1-2-3-4-5-6-7-8-9-10 | 1-2-3-4-5-6-7-8-9-10 | 1-2-3-4-5-6-7-8-9-10 | 1-2-3-4-5-6-7-8-9-10 |
| Wie lang haben sie gedauert?<br>*(Bsp.: 7:30–11 Uhr, 14–15 Uhr)* | | | | | | | |
| Wurden sie schlimmer durch Bewegung, z. B. Hüpfen? | nein/ja | nein/ja | nein/ja | nein/ja | nein/ja | nein/ja | nein/ja |
| Hast du deswegen in der Schule gefehlt (ganz oder ein paar Stunden?); wie lange? | | | | | | | |
| Haben dich die Kopfschmerzen von etwas abgehalten (Hausaufgaben, Sport, Verabredung ...) – wovon? | | | | | | | |
| Was hast du gegen die Kopfschmerzen unternommen? | | | | | | | |
| Um wie viel wurden die Schmerzen dadurch besser? (z. B. von 6 auf 4 → »–2« | | | | | | | |
| ✓ Geschafft! | | | | | | | |

*Abb. 8: Das Kopfschmerztagebuch – Baseline*

Fokus auf die hilfreichen Strategien, die aktive Schmerzbewältigung und auch die schmerzfreien Zeiten zu richten.

Gerade für sehr besorgte Eltern ist es wichtig, über die Schmerzen, deren Stärke und Dauer genau Bescheid zu wissen. Ihnen fällt es schwer, nicht immer wieder bei ihrem Kind nachzufragen. In solchen Fällen erhalten sie die »Erlaubnis«, sich die notwendigen Informationen aus dem Schmerzprotokoll zu holen.

Der erste Gesprächstermin endet mit dem Auftrag, weitere Ideen zum Schließen des Schmerztors zu entwickeln und im Alltag umzusetzen.

Ein *Follow-up-Gespräch* findet in der Regel nach circa drei bis vier Wochen statt. Vor allem wird dabei das Schmerztagebuch ausgewertet und besprochen. Im Mittelpunkt des Gesprächs stehen dann folgende Fragen:

- *»Wie oft, wie schlimm und wie lang sind die Schmerzen in den letzten Wochen aufgetreten?«*
- *»Was hat bei der Schmerzbewältigung geholfen?«*
- *»Welche Beobachtungen zu den vermuteten Auslösern konntest du machen?«*
- *»Welche Erfahrungen konntest du mit deinem individuellen Schmerztor machen?«*
- *»Was hilft dir, das Schmerztor zu schließen oder geschlossen zu halten?«*
- *»Welche Veränderungen im Alltag wurden in deiner Familie getestet? Welchen Effekt hatten diese?«*
- *»Wie hat sich die Einstellung zu den Schmerzen verändert? Welche Konsequenzen hat dies für das jeweilige Erleben?«*

Jede (noch so kleine) aktive Bewältigung sollte ausgiebig gewürdigt werden – als Zeichen dafür, dass es möglich ist, Einfluss auf das Schmerztor zu nehmen. Der Organismus reagiert offensichtlich bereitwillig auf Hilfestellungen. Diese Erfahrung stellt eine wichtige Grundlage für die weiteren Schritte in der Therapie dar.

Um dem Kind noch mehr Sicherheit im Alltag zu geben, bespricht man mithilfe einer »Checkliste« verschiedene Tipps zur Prävention.

## Gute Tipps für einen klaren Kopf

Du kannst selbst viel dafür tun, das Schmerztor zu schließen und geschlossen zu halten. Manches davon machst du vielleicht auch schon, ohne es bewusst wahrzunehmen.

Diese Checkliste will dir dabei helfen, noch besser auf dich und das Schmerztor aufzupassen ...

... sodass es dir immer besser gehen kann und die Schmerzen immer seltener kommen.

Mit dem Schmerz- und Erfolgstagebuch kannst du herausfinden, was für dich besonders hilfreich ist.

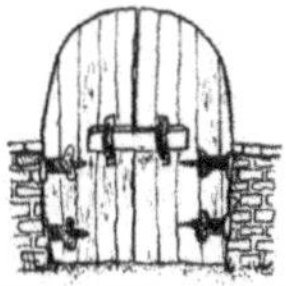

| **Hilfreich ist ...** | **Das mache ich schon: wann? wo? wie?** | **Das geht noch besser: wann? wo? wie?** |
|---|---|---|
| ... wenn du regelmäßig isst und trinkst und dabei v. a. auch ans Frühstück denkst. | | |
| ... wenn du zur einigermaßen gleichen Zeit ins Bett gehst und dann ausreichend lang schläfst. | | |
| ... wenn du regelmäßig ein bisschen Sport machst und dich an der frischen Luft bewegst. | | |
| ... wenn du immer mal wieder eine kleine Pause einschiebst. | | |
| ... wenn du dir immer wieder mal Ruhe und Rückzug gönnst. Ein »Bitte nicht stören«-Schild an der Zimmertür verhindert ungewollte Störungen ;-) | | |
| ... wenn du immer wieder für Abwechslung in deinen Tätigkeiten sorgst. | | |
| ... wenn du täglich etwas machst, was dir Spaß und Freude bereitet. | | |
| ... wenn du dir Hilfe suchst, falls dich Sorgen oder Grübelgedanken quälen. | | |
| ... wenn du dir eine gute Ablenkmethode suchst, damit du den Stress nicht zu sehr an dich heranlassen musst. | | |
| ... wenn du noch eigene Ideen entwickelst: | | |

*Abb. 9: Checkliste für einen klaren Kopf*

## Gute Tipps für einen wohligen Bauch

Du kannst selbst viel dafür tun, das Schmerztor zu schließen und geschlossen zu halten. Manches davon machst du vielleicht auch schon, ohne es bewusst wahrzunehmen.

Diese Checkliste will dir dabei helfen, noch besser auf dich und das Schmerztor aufzupassen …

… sodass es dir immer besser gehen kann und die Schmerzen immer seltener kommen.

Mit dem Schmerz- und Erfolgstagebuch kannst du herausfinden, was für dich besonders hilfreich ist.

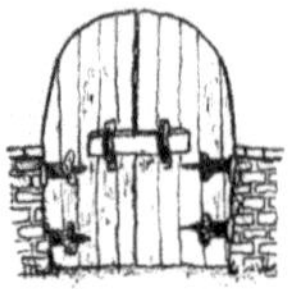

| Hilfreich ist … | Das mache ich schon: wann? wo? wie? | Das geht noch besser: wann? wo? wie? |
|---|---|---|
| … wenn du regelmäßig isst und trinkst und dabei v. a. auch ans Frühstück denkst. | | |
| … wenn du regelmäßig ein bisschen Sport machst. | | |
| … wenn du regelmäßig in die Schule gehst. | | |
| … wenn du immer mal wieder eine kleine Pause einschiebst und dir Ruhe und Rückzug gönnst. | | |
| … wenn du mit der Atemübung immer wieder den Bauch lockerst. | | |
| … wenn du noch andere Entspannungsübungen erlernst und anwendest. | | |
| … wenn du darauf achtest, den Stress nie zu groß werden zu lassen. | | |
| … wenn du täglich etwas machst, was dir Spaß und Freude bereitet. | | |
| … wenn du dir Hilfe suchst, falls dich Sorgen oder Grübelgedanken quälen. | | |
| … wenn du dir eine gute Ablenkmethode suchst, damit du die Schmerzen nicht zu sehr an dich heranlassen musst. | | |
| … wenn du noch eigene Ideen entwickelst: | | |

*Abb. 10: Checkliste für einen wohligen Bauch*

Meist haben die Patienten schon mehrere der genannten Punkte verwirklicht, für andere entwickelt man dann zusammen mit den Eltern hilfreiche Ideen. Wieder geht es neben der Vermittlung von Informationen darum, der Familie zu verdeutlichen, dass vieles schon gut läuft und weitere Verbesserungen durch aktives Handeln möglich sind. Eventuell wird das Kind zu einer kurzen Entspannungsübung, z. B. einer Atemübung, angeleitet. Vor allem »Bauchschmerzkinder« können davon gut profitieren.

**Atemübung »4711«**

Lege eine Hand auf den Bauch, eine andere Hand auf die Brust.

Atme durch die Nase ein und durch den Mund aus, benutze dabei die Lippen als »Bremse«.

Atme möglichst tief »in den Bauch«.

Spüre, wie sich die Hand auf dem Bauch hebt, während die Hand auf der Brust ganz ruhig bleibt.

Konzentriere dich auf die Ausatmung.

Zähle während des Einatmens innerlich bis 4, während des Ausatmens bis 7. Auf diese Weise atmest du doppelt so lang aus, wie du eingeatmet hast.

Achte dann auf die kleine Pause zwischen dem Ausatmen und dem nächsten Einatmen. Diese Pause ist wichtig und wird im Laufe der Übung immer länger.

Wiederhole dies circa 11-mal.

So wird es mit jedem Atemzug leichter, geht immer mehr von selbst … und ein angenehmes Gefühl breitet sich aus.

*(nach Conrad 2008 in einer Modifikation von Leinberger; mündliche Mitteilung, Meg-Tagung 2016)*

Für die kommenden Wochen erhält das Kind ein neues Schmerzprotokoll, das »Schmerz- und Erfolgstagebuch«, in dem es neben den Schmerzen vor allem die hilfreichen Maßnahmen der Checkliste notieren soll. Dies fördert eine Verschiebung des Fokus im Alltag: weg vom Schmerz hin zu hilfreichen Maßnahmen und aktiver

**Schmerz- und Erfolgstagebuch von …**

| WOCHE vom .......... bis .............. | MONTAG | DIENSTAG | MITTWOCH | DONNERSTAG | FREITAG | SAMSTAG | SONNTAG |
|---|---|---|---|---|---|---|---|
| Hast du heute etwas Besonderes erlebt? Was? | | | | | | | |
| Wie gut hast du dich heute allgemein gefühlt? (Note 1–6) | | | | | | | |
| **Welche Punkte der Checkliste hast du heute beachtet?** | | | | | | | |
| Hattest du heute Schmerzen?<br>Wenn ja → | nein/ja | nein/ja | nein/ja | nein/ja | nein/ja | nein/ja | nein/ja |
| Wie stark waren die Schmerzen? | 1-2-3-4-5-6-7-8-9-10 | 1-2-3-4-5-6-7-8-9-10 | 1-2-3-4-5-6-7-8-9-10 | 1-2-3-4-5-6-7-8-9-10 | 1-2-3-4-5-6-7-8-9-10 | 1-2-3-4-5-6-7-8-9-10 | 1-2-3-4-5-6-7-8-9-10 |
| Wie lang haben sie gedauert?<br>*(Bsp.: 7:30–11 Uhr, 14–15 Uhr)* | | | | | | | |
| Hast du deswegen in der Schule gefehlt (ganz oder ein paar Stunden?); wie lange? | | | | | | | |
| Haben dich die Schmerzen von etwas abgehalten (Hausaufgaben, Sport, Verabredung ...) – wovon? | | | | | | | |
| Was hast du gegen die Schmerzen unternommen? | | | | | | | |
| Um wie viel wurden die Schmerzen dadurch besser?<br>(z. B. von 6 auf 4 → »–2« | | | | | | | |
| ✓ Geschafft! | | | | | | | |

*Abb. 11: Das Schmerz- und Erfolgstagebuch zur Checkliste*

Bewältigung. So lässt sich vermeiden, dass durch das Führen des Protokolls eine einseitige Fokussierung auf die Schmerzen und damit die Gefahr einer Schmerzverstärkung erfolgt. Andererseits können die angewandten Copingstrategien in ihrer Wirksamkeit evaluiert werden.

Am Ende dieses Gesprächs überlegen alle Beteiligten gemeinsam, ob eine weitere Therapie notwendig ist und in welcher Form diese stattfinden sollte.

Wenn
- die Schmerzen den Alltag zwar beeinträchtigen, aber nur wenige Schulfehltage oder nur geringes Schonverhalten zur Folge haben,
- ein deutlicher subjektiver Zusammenhang zwischen Schmerzen und psychosozialer Stressbelastung besteht,
- grundsätzlich gute Ressourcen zum Coping in der Familie vorhanden sind,
- die betroffenen Kinder und Jugendlichen motiviert zur aktiven Mitarbeit und zur Reflexion bzw. Introspektion sind,
- die betroffenen Kinder und Jugendlichen in der Lage und motiviert zur Interaktion in einer Kleingruppe sind,

wird die Teilnahme an der Gruppe Alles im Kopf! empfohlen.

Wenn sich allerdings schon während der Beratungsphase

- eine komplexere Problemsituation herausgestellt hat oder
- sich stark dysfunktionale Verarbeitungsmuster beim Kind oder der Familie gezeigt haben oder
- Symptome einer psychischen Störung wie Depression, Angst oder Posttraumatische Belastungsstörung (PTBS) deutlich geworden sind,

wird eine Therapie im Einzelsetting angeboten. Diese kann dann die Inhalte von Alles im Kopf! spezifisch an das Kind und seine aktuelle Situation anpassen sowie darüber hinaus den therapeutischen Fokus erweitern. Manchmal ist auch die Abklärung durch einen Kinder- und Jugendpsychiater notwendig, um dem Kind und seiner Problemlage gerecht zu werden.

## 2.4 Informationen für Eltern: Erster Elternabend

Für die Durchführung von ALLES IM KOPF! als Gruppenangebot hat sich die Veranstaltung eines Elternabends bewährt. Im Einzelsetting kann man alternativ ein Elterngespräch anbieten.

Die Botschaft dieses Abends lautet:

- Die Eltern werden als Kooperationspartner auf Augenhöhe in die Therapie ihrer Kinder mit einbezogen.
- Als Experten für die jeweilige Familie und ihre Kinder können und dürfen die Eltern die Therapie (je nach Entwicklungsstand des Kindes) kompetent unterstützen.
- Dazu erhalten die Eltern alle Informationen, die sie benötigen, um das therapeutische Vorgehen gut verstehen zu können.
- Es geht nicht darum, die Störung des Kindes zu »reparieren«, sondern es sollen Umgebungsbedingungen geschaffen werden, die das Wohlbefinden des Kindes und seine Heilung ermöglichen und/oder fördern.
- Gleichzeitig können die Kinder umso mehr von den angebotenen Techniken und Strategien profitieren, je aktiver sie sich damit auseinandersetzen und damit experimentieren.

Nur wenn die Eltern Vertrauen in die Kompetenz der Behandler und in die Therapie haben, können notwendige Veränderungen in der Familie initiiert und durchgehalten werden.

Im Idealfall findet eine solche Informationsveranstaltung deshalb gemeinsam mit einem Arzt statt. Meist haben die Eltern schmerzkranker Kinder viele Fragen zu Diagnostik und Therapie und immer auch die Sorge, es könnte doch eine noch unentdeckte somatische Erkrankung hinter den Schmerzen ihres Kindes stecken. Mediziner und Psychologen geben dann ein gutes Modell für die interdisziplinäre Zusammenarbeit und gegenseitige Unterstützung bei der Behandlung chronischer Schmerzen. Die Eltern können sich so in ihren Bedenken ernst genommen fühlen.

Am Anfang stehen dabei vor allem Informationen über die einzelnen Schmerzerkrankungen. Von medizinischer Seite wird die Pathophysiologie und medizinische Therapie dargestellt, dann erfolgt die Wiederholung der Psychoedukation mithilfe des Schmerztor-Modells. Dabei geht man aber nun genauer auch auf die Physiologie der

Schmerzverarbeitung in der sogenannten »Schmerzmatrix« ein. Ein einfaches Schaubild der Reizverarbeitung von der Peripherie über die Umschaltstellen im Hinterhorn des Rückenmarks bis in den somatosensorischen Kortex kann dabei die Komplexität der Schmerzwahrnehmung sowie die emotionalen, motivationalen und kognitiven Einflüsse verdeutlichen. Wenn Eltern die physiologischen Grundlagen kennen und verstehen, können sie das Schmerztor-Modell und die daraus resultierenden Interventionen besser akzeptieren und unterstützen.

Danach werden die Ziele der Therapie dargestellt. In der Regel wünschen sich die Eltern, dass ihre Kinder so schnell wie möglich vollständig von den Schmerzen befreit werden. Hier sollte man ausführlich besprechen, dass auch die Steigerung der Lebensqualität (unter Umständen mit oder trotz Schmerzen) ein wichtiges Therapieziel ist. Mithilfe des Schmerztor-Modells kann man außerdem klarmachen, dass eine Verbesserung des Wohlbefindens und ein zufriedenstellender, »normaler« Alltag mit dem richtigen Ausmaß an Aktivitäten auf lange Sicht schmerzreduzierend wirken.

Es folgt eine Übersicht und kurze Besprechung der einzelnen Therapieeinheiten. Dabei legt man besonderen Wert auf die Bedeutung der Trancen:

- Die »Fantasiereisen« und Imaginationen dienen zum einen der Entspannung.
- Zum anderen regen die Inhalte der Übungen die Selbstregulation des Organismus an.

Die Elterninformation endet mit ein paar einfachen Tipps: Diese beziehen sich auf die Basics der Alltagsgestaltung (regelmäßiger Schlaf-wach-Rhythmus, regelmäßiges Essen und Trinken, Zeit für Entspannung und Ausgleich) sowie den Umgang mit den Schmerzen. Die Eltern werden ermutigt, gelassen auf die Schmerzen zu reagieren, ihren Kindern einen normalen Alltag zuzumuten und ihre Aufmerksamkeit nicht auf die Schmerzen, sondern das aktive Bewältigungsverhalten ihrer Kinder zu richten. So können wieder gemeinsam erlebte Normalität und ein Setting zur Ressourcenaktivierung entstehen.

Im Verlauf des Elternabends stellen die Mutter von **Katharina** (9 Jahre alt) und der Vater von **Annika** (ebenfalls 9 Jahre alt) fest, dass sie mit ganz ähnlichen Problemen im Alltag zu kämpfen haben: viele Schulfehltage, Druck der Lehrerin, sozialer Rückzug ihrer Töchter, die in ihrer Klasse zusehends ausgegrenzt werden.

Der Erfahrungsaustausch führt zu einer spontanen Entlastung. Bislang fühlten sich diese Eltern völlig alleingelassen mit ihren Schwierigkeiten, auch weil sie befürchteten, diese durch eine »falsche Erziehung« selbst verursacht zu haben. Die Elternrunde kommt zu einer Diskussion, in die die neuen Informationen einfließen.

## 2.5 Die therapeutischen Einheiten

Die unten beschriebenen Therapieeinheiten sind zunächst für die Durchführung in der Gruppe entwickelt worden, können aber ebenso im Einzelsetting angeboten werden.

Für die *Durchführung in der Gruppe* sollten Sie für jede Einheit etwa 90 Minuten einplanen und darauf achten, dass die Gruppen möglichst altershomogen zusammenstellen. Es hat sich dabei bewährt, jeweils Kinder der 3. und 4. Grundschulklasse, den ersten Jahrgangsstufen der weiterführenden Schulen und Jugendliche zusammenzufassen. Man kann auch schon für Vorschulkinder und Schulanfänger Gruppen anbieten, muss dann allerdings das Material entsprechend anpassen.

Die Gruppen sind im Idealfall sehr klein: Bei drei bis maximal sechs Teilnehmern ist es leichter, individuell auf jedes Kind einzugehen, also eine »Einzeltherapie in der Gruppe« (Seemann 2002, S. 18) durchzuführen. Die aus den Fragebögen und den vorangegangenen Gesprächen gewonnenen Informationen helfen zusätzlich dabei, jedem Teilnehmer und seinen spezifischen Themen gerecht zu werden.

Es empfiehlt sich, die Einheiten in der dargestellten Reihenfolge durchzuführen, da die Inhalte zum Teil aufeinander aufbauen und die Schmerztagebücher durch die neuen Strategien erweitert werden. In Abhängigkeit vom Alter und der Konzentrationsfähigkeit der Gruppenteilnehmer kann eine Auswahl der dargestellten Methoden notwendig sein. Genauso können Sie auch bestimmte Schwerpunkte wählen.

Bei der *Durchführung im Einzelsetting* kann natürlich jede Einheit auch auf mehrere Sitzungen verteilt werden. Dabei geht man vom spezifischen Therapieziel und der jeweiligen systemischen Situation aus. So können Sie dann die Schwerpunkte individuell setzen sowie die Metaphern und Einstreusuggestionen für den Patienten maßschneidern.

## Alles im Kopf! – Info für Eltern

*Der Teufelskreis immer wiederkehrender Schmerzen*

**»Das Schmerztor«**

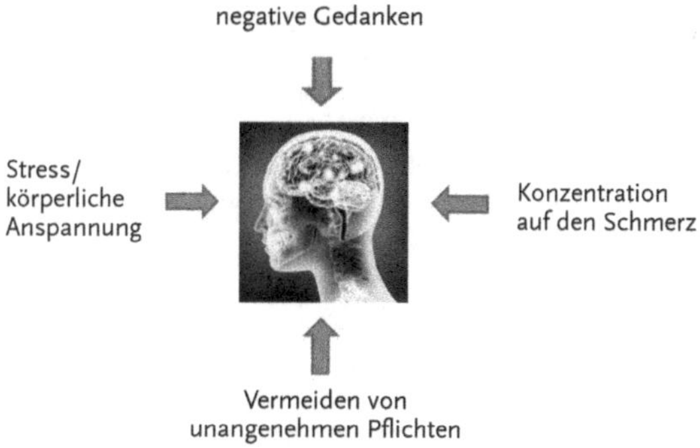


- ➔ Durch die gegenseitige Verstärkung der Einflussfaktoren kommt es zu einer erhöhten Empfindlichkeit für Schmerzen
- ➔ Es bildet sich ein Schmerzgedächtnis: Ein Faktor allein kann Schmerzen aus lösen.
- ➔ Eventuelle alte Traumata erhöhen das Ris diko für chronische Schmerzen.

### Ziele der Gruppentherapie

- guter, konstruktiver Umgang mit Belastungen, Erhöhung der Stressresistenz
- Unterstützung der Selbstregulation im Organismus
- Lebensqualität mit/trotz Schmerzen

### Inhalte der Gruppensitzungen

| | | |
|---|---|---|
| 1. | Informationen über den Schmerz schmerzfreie Zeiten; Wohlfühlzeiten und -orte | *Imagination: »Wohlfühl-ort«* |
| 2. | Die Stressbalance | *Imagination: »Regenschirm«* |
| 3. | Der »richtige« Rhythmus | *Progressive Muskelent-spannung* |
| 4. | Körperwahrnehmung/Vorbeugung von Verspannungen (Ergo-/Physiotherapie) | |
| 5. | Umgang mit Sorgen und Grübelgedanken | *Imagination: »Der Sor-genbaum«* |
| 6. | »Ich bin okay!« – Stärken und Schwächen | *Imagination: »Die Innere Stärke«* |
| 7. | Techniken zur Schmerzbewältigung | *Imagination: »Der Schmerzschalter«* |

### Tipps für Eltern von schmerzgeplagten Kindern

Machen Sie sich immer wieder bewusst: Die Schmerzen Ihres Kindes sind unangenehm, aber harmlos. So kann die ganze Familie eine gelassene Haltung gegenüber den Schmerzen entwickeln.

Sprechen Sie nicht von sich aus über die Schmerzen; lassen Sie sich stattdessen darüber berichten, was Ihrem Kind guttut, was ihm Spaß macht und hilft.

Sorgen Sie dafür, dass Ihr Kind regelmäßig essen und trinken kann, dass es einen regelmäßigen Schlaf-wach-Rhythmus einhalten kann.

Achten Sie darauf, dass Ihr Kind genügend Zeit für angenehme Aktivitäten, für Sport und Entspannung hat. Lassen Sie Ihr Kind wählen, wie es diese freie Zeit gestalten möchte.

Sorgen Sie dafür, dass Ihr Kind auch mit den Schmerzen einen normalen Alltag mit all seinen Pflichten erlebt (Ausnahme: akuter Migräneanfall!). Nur so lernt es, mit dem ganz normalen Alltagsstress umzugehen.

**... und zum Kurs**

- Bitte sorgen Sie dafür, dass Ihr Kind regelmäßig am Kurs teilnehmen kann.
- Zeigen Sie Interesse an den Inhalten, lassen Sie sich darüber erzählen.
- Bitte tolerieren und unterstützen Sie es, wenn die Kinder Veränderungen im Alltag vornehmen, z. B. häufigere Pausen einschieben, manche Aktivitäten streichen möchten, das »Bitte nicht stören!«-Schild benutzen.
- Bitte erinnern Sie Ihr Kind an die Übungen und das Schmerztagebuch.

*Abb. 12: Handout des ersten Elternabends*

Bei der nun folgenden Beschreibung werden zunächst die Inhalte einer jeden Einheit genannt, anschließend erfolgt eine Auswahl unterschiedlicher Methoden, die dabei zum Einsatz kommen können.

Jede Einheit endet mit einer Trance oder Entspannungsübung, die als CD-Aufnahme fürs häusliche Üben mitgegeben wird.

Die Teilnehmer erhalten zum Schluss jeder Einheit ein Arbeitsblatt, auf dem sie die wichtigsten Inhalte notieren können, sowie das aktuelle Schmerz- und Erfolgstagebuch.

### 2.5.1 Einheit 1: »Schließe das Schmerztor!«

#### Inhalte

- Gegenseitiges Kennenlernen der Teilnehmer
- Abschließen eines Therapievertrags
- Wiederholung der Edukation
- Definition eines individuellen Therapieziels
- Verdeutlichung des salutogenetischen Ansatzes: Ziel der Therapie ist die Förderung des Wohlbefindens sowie die Mehrung schmerz- und beschwerdefreier Zeiten.

**Methoden**

*Kennenlernspiele* machen die Teilnehmer miteinander bekannt und erzeugen eine lockere Atmosphäre, in der die Kinder bzw. Jugendlichen miteinander ins Gespräch kommen.

**Beispiele für Kennenlernspiele**

- »Namensball«: Zunächst wird der Ball von einem zum anderen gereicht, der dabei seinen Namen nennt. Anschließend werfen sich die Gruppenmitglieder den Ball zu und nennen dabei den Namen ihres Zielpartners. Nach und nach können in den Kreis immer mehr Bälle eingegeben werden, die Gruppe hat die Aufgabe, alle Bälle in der Luft zu halten.
- »Reihenbildung«: Die Gruppenmitglieder stellen sich dem Alter, der Größe oder dem Anfangsbuchstaben nach in einer Reihe auf.
- »Vier Ecken«: Die Teilnehmer verteilen sich auf die vier Ecken des Raumes – je nach der Anzahl ihrer Geschwister, der Lieblingsspeise, der Jahreszeit ihrer Geburt, der Windrichtung ihres Lieblingsurlaubsorts ...

*Besprechen und Verabreden von Gruppenregeln:* Neben allgemeinen Kommunikationsregeln wird die Bedeutung der Mitarbeit betont: Im aktiven Testen der angebotenen Strategien und Techniken sollen die Teilnehmer diejenigen für sich herausfinden, die ihnen am besten helfen. Um die Offenheit zu erleichtern, können die Teilnehmer eine Gruppenschweigepflicht vereinbaren.

*Erstellen eines Plakats »Das Schmerztor«:* Dies ist eine kurze interaktive Wiederholung der Psychoedukation:

- *»Welche unterschiedlichen Einflussfaktoren kennst du?«*

Diese werden auf das Plakat geschrieben.

- *»Welche Erfahrungen hast du selbst schon gemacht? Welchem Oberbegriff könnten diese zugeordnet werden?«*

Auch diese werden auf das Plakat geschrieben:

**Alena** (9): »Ich bekomme Kopfweh, wenn ich zu viele Hausaufgaben habe.«

**Johanna** (14): »Ich mache mir Sorgen um die Gesundheit meiner Oma.«

**Finn** (7): »Ich kann an nichts anderes mehr denken als an meine Schmerzen.«

- *»Was hast du schon erfolgreich unternommen, um die Schmerzen zu reduzieren?«*

Diese Bewältigungsstrategien werden (in einer anderen Farbe) ebenfalls auf dem Plakat notiert.

**Lucie** (17 Jahre): »Ich rufe meine beste Freundin an, und wir gehen shoppen.«

**Hasan** (8 Jahre): »Ich nehme mir ein Coolpack und gehe ins Bett.«

**Luis** (13 Jahre): »Ich lenke mich ab, indem ich laute Musik anmache und mit dem iPad spiele.«

In der Regel berichten Kinder, die unter Migräne leiden, meist über Rückzug und Schlaf. Dysfunktionale Strategien werden zunächst als individueller Copingversuch gewürdigt. Gleichzeitig spricht man kurz die möglichen Nachteile und Defizite dieses Verhaltens an und stellt das Kennenlernen effektiver Bewältigungsstrategien in Aussicht.

Dann werden die Inhalte der folgenden Stunden kurz vorgestellt – immer mit der Erläuterung, an welcher Stelle die neuen Strategien auf das Schmerztor wirken.

Das ganz individuelle Therapieziel eines jeden Teilnehmers wird definiert:

- *»Wie wird dein Alltag aussehen, wenn du dein Ziel erreicht hast? Welche Aktivitäten sollen dann (wieder) für dich möglich sein? Welches Ausmaß an Schmerzen wäre tolerabel?«*

Im Verlauf der Therapie kann man den Fortschritt dann immer wieder an diesem Ziel messen.

Sie können die *Metapher eines schmerz-inkompatiblen »Wohlfühlnetzwerks«* einführen. Auch dafür kann man ein Plakat erstellen, auf dem die wichtigsten Parameter festgehalten werden.

- *»Wie lässt sich ›Wohlfühl‹-Erleben beschreiben? Was ist für dich notwendig, damit du dich wohlfühlen kannst? Welche ›Wohlfühlzeiten‹, ›Wohlfühlorte‹ und ›Wohlfühltätigkeiten‹ kennst du schon? Wie kannst du diese regelmäßig in den Alltag einbauen?«*

Alternativ gibt es die *Exploration der Wohlfühlsituation* eines jeden Kindes in einem Ratespiel: Jeder Teilnehmer vergegenwärtigt sich ein typisches »Wohlfühlerlebnis«. Die anderen Gruppenmitglieder haben nun die Aufgabe, Merkmale dieser Situation mithilfe von einfachen »ja oder nein«-Fragen zu erraten (z. B. »Ist es in den Ferien?«/»Bist du dabei in Bewegung?«/»Bist du dabei allein?«).

- *»Auch die Erinnerung an ›Wohlfühl‹-Erfahrungen tut dem Organismus gut und hilft, das Wohlfühlen zu fördern.«*

Deshalb schafft man nach den intensiven Gesprächen die Rahmenbedingungen für eine *Entspannungsübung*, die *Trance »Reise zum Wohlfühlort«*. Dazu suchen die Teilnehmer eine angenehme Position im Sitzen oder Liegen, eventuell wird das Licht gedimmt – eine ruhige Atmosphäre erleichtert die Konzentration auf sich selbst.

**Trance »Reise zum Wohlfühlort«**

Mach es dir gemütlich, wo immer du jetzt liegst oder sitzt ... ruckel dich ein bisschen zurecht, dass du dich so wohlfühlst wie gerade möglich ... jetzt hast du ein bisschen Zeit nur für dich ...

... achte ganz aufmerksam auf das, was du von dieser Übung gut für dich brauchen kannst, und alles, was du nicht brauchen kannst, darfst du einfach überhören und vergessen ...

... vielleicht magst du spüren, wie sich deine Bauchdecke beim Atmen hebt und senkt ... und du kannst spüren, dass dein Körper das von ganz alleine macht, und du dich gar nicht darum kümmern musst ... einfach so ...

... und so kann dein Körper noch viel mehr ganz von alleine richtig machen ... lass ihn einfach ein wenig ausruhen und schicke deine Gedanken auf die Reise ... in einen kleinen Tagtraum ...

... in dem du dich erinnern kannst an so viel Schönes, das du schon erlebt hast ...

... und wenn du die Augen jetzt zumachst, können diese Erinnerungen noch deutlicher werden ...

denn irgendwo in deinem Inneren sind viele Erinnerungen gespeichert an eine Zeit und einen Ort ohne Schmerzen ... wo du ganz frei warst davon ... wo es viel Schönes gab ...

... eine dieser wunderschönen Erinnerungen kannst du jetzt wieder wach werden lassen in deinem Inneren ... kannst dich dort wieder hinträumen ...

... und mit deinen inneren Augen sehen, was es dort zu sehen gibt ... dort, wo du jetzt bist ... an dem Ort, an dem ... du fühlst dich ganz wohl ... wo ... es geht dir ganz gut ...

... und mit deinen inneren Ohren kannst du lauschen auf die Geräusche, die es dort zu hören gibt ...

... und du spürst, ob es eher warm ist oder kühl ... und du erinnerst dich an das, was du da gern tust ... an diesem Ort, an dem ... du fühlst dich so wohl ... wo ... es geht dir so gut ...

... und vielleicht du riechst sogar noch einmal diesen ganz speziellen Duft ... oder schmeckst diesen guten Geschmack auf der Zunge ... auf den Lippen ... an dem Ort, an dem ... du fühlst dich ganz wohl ... wo ... es geht dir ganz gut ...

... und vielleicht kannst du es jetzt wieder spüren ... dieses wohlig-angenehme Gefühl ... im Kopf ... im Bauch ... im ganzen Körper ... ganz gesund ...

... mit allen Sinnen kannst du spüren, wie schön das ist: so leicht ... so wohlig ... so frisch ... so locker ... in dieser Situation, wo ... du fühlst dich ganz wohl ... wo ... es geht dir ganz gut ...

... und du kannst es genießen ... es dir so richtig gut gehen lassen ... siehst, was es zu sehen gibt ... hörst die Geräusche ... spürst die angenehme Temperatur auf deiner Haut ... das wohlige Körpergefühl ... gute Gerüche ... feiner Geschmack ... so wohltuend ... so gut ... zu der Zeit ... an dem Ort ... und du bist jetzt wieder ganz dort ...

... und dort: angenehmes schönes Gefühl einatmen, Stress und Schmerz ausatmen ...

Und dein Körper kann lernen, wieder häufiger dieses angenehme Gefühl herzustellen ...

Du kannst ihm helfen, es einzuüben ... dir immer wieder eine Ruhepause mit einem solchen Tagtraum gönnen ... immer wieder die Erinnerung wach werden lassen ...

... immer wieder: angenehmes schönes Gefühl einatmen, Stress und Schmerz ausatmen ...

wie beim Lesenlernen oder beim Rechnenlernen ... anfangs musst du alles bewusst steuern ... dann geht's immer leichter ... und dann ganz automatisch ... ganz leicht ... wie von allein

so kann auch dein Körper immer häufiger ... immer leichter ... immer mehr von ganz allein ... wachmachen ... dieses ganz locker-angenehme Gefühl ...

angenehmes schönes Gefühl einatmen, Stress und Schmerz ausatmen ...

und dann musst du nur neugierig sein und ganz wachsam ... damit du das gute Gefühl im Alltag immer wieder erkennst ... und dich darüber freuen kannst ... vielleicht in der Schule ... bei den Hausaufgaben ... beim Spielen ... wo auch immer ... dieses schöne gute Gefühl ...

und mit dem sicheren Wissen, dass dein Inneres so viel Gutes und Hilfreiches für dich gespeichert hat, kannst du jetzt wieder in deinem ganz eigenen Tempo ... so wie es für dich passt ... mit deinen Gedanken wieder zurückkommen ... in diesen Tag ... in diesen Raum ... an diesen Ort, wo du jetzt liegst oder sitzt ... kannst erst einmal Finger und Zehen bewegen ... dann Arme und Beine strecken ... ein paar ganz tiefe Atemzüge nehmen ... erst ganz zum Schluss die Augen aufmachen ...

und gestärkt von dem schönen Tagtraum wieder ganz wach werden und möglichst viel von dem schönen Gefühl mitnehmen in die nächste Zeit ...

Die Formulierungen dieser Trance enthalten sogenannte Einstreusuggestionen (»du fühlst dich wohl ... es geht dir gut«), die die Imagination des Wohlfühlortes noch verstärken sollen. Dazu kann man die betreffenden Sätze lesen wie eine Beschreibung nach einem Doppelpunkt: »dieser Ort, wo: du fühlst dich ganz wohl ... wo: es geht dir ganz gut«.

Diese und alle weiteren Trancen und Entspannungsübungen erhalten die Teilnehmer als CD, um sie daheim noch einmal durchführen zu können.

Die Einheit endet mit einem kurzen Feedback.

**Tims** (11 Jahre alt) Wohlfühlort ist der Balkon seiner Wohnung im Sommer. In der Trance konnte er sogar den Geruch der Kräuter im Blumenkasten wahrnehmen.

**Lana** (11) war in der Trance im Garten ihrer Oma in Kroatien.

Sophie (11) erinnerte sich an eine Nacht im Zelt, als sie noch ganz klein war.

**1. Kurseinheit: Schließe das Schmerztor!**

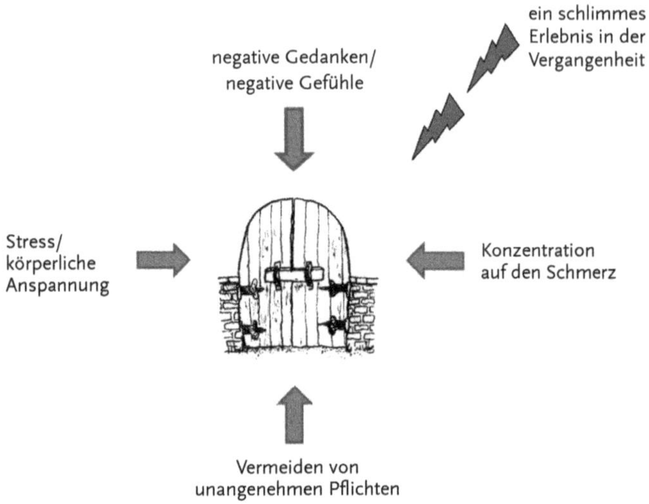


Von der heutigen Stunde ist mir wichtig:

--------------------------------------------------------------------------------

--------------------------------------------------------------------------------

--------------------------------------------------------------------------------

--------------------------------------------------------------------------------

Folgendes werde ich ausprobieren:

--------------------------------------------------------------------------------

--------------------------------------------------------------------------------

*Abb. 13: Arbeitsblatt 1 – Schließe das Schmerztor!*

Die Teilnehmer erhalten ein Arbeitsblatt (Abb. 13), auf dem sie die wichtigsten Inhalte und Ideen in einer eigenen Formulierung fest-

**Schmerz- und Erfolgstagebuch von …**

| WOCHE vom .......... bis .............. | MONTAG | DIENSTAG | MITTWOCH | DONNERSTAG | FREITAG | SAMSTAG | SONNTAG |
|---|---|---|---|---|---|---|---|
| Hast du heute etwas Besonderes erlebt? Was? | | | | | | | |
| Wie gut hast du dich heute allgemein gefühlt? (Note 1–6) | | | | | | | |
| Wann und bei welchen Tätigkeiten hast du dich heute so richtig wohlgefühlt? (+ Note) | | | | | | | |
| Hattest du heute Kopfschmerzen? Wo? Wenn ja → | nein/ja | nein/ja | nein/ja | nein/ja | nein/ja | nein/ja | nein/ja |
| Wie stark waren die Schmerzen? | 1-2-3-4-5-6-7-8-9-10 | 1-2-3-4-5-6-7-8-9-10 | 1-2-3-4-5-6-7-8-9-10 | 1-2-3-4-5-6-7-8-9-10 | 1-2-3-4-5-6-7-8-9-10 | 1-2-3-4-5-6-7-8-9-10 | 1-2-3-4-5-6-7-8-9-10 |
| Wie lang haben sie gedauert? *(Bsp.: 7:30–11 Uhr, 14–15 Uhr)* | | | | | | | |
| Hast du deswegen in der Schule gefehlt (ganz oder ein paar Stunden?); wie lange? | | | | | | | |
| Haben dich die Kopfschmerzen von etwas abgehalten (Hausaufgaben, Sport, Verabredung …) – wovon? | | | | | | | |
| Was hast du gegen die Schmerzen unternommen? | | | | | | | |
| Um wie viel wurden die Schmerzen dadurch besser? (z. B. von 6 auf 4 → »–2« | | | | | | | |
| ✓ Geschafft! | | | | | | | |

*Abb. 14: Schmerz- und Erfolgstagebuch 1*

halten können, und ein Schmerztagebuch (Abb. 14), in dem neben den Schmerzen in der Folge auch die Wohlfühlzeiten protokolliert werden.

### 2.5.2 Einheit 2: »Komm in die Stress-Balance!«

**Inhalte**

- Identifikation von Symptomen für Wohlbefinden und für Stress
- Verständnis dieser Symptome als Signale des Organismus
- Verständnis von Stress als Missverhältnis zwischen Belastungen und Ausgleich
- Kennenlernen von individuellen Stressbewältigungsmöglichkeiten: Reduzierung von Stressoren und/oder Intensivierung ausgleichender Aktivitäten

**Methoden**

Die Sitzung beginnt mit einem kurzen *Rückblick* auf die vergangene Woche und deren Erlebnisse. Dabei sind vor allem folgende Fragen interessant:

- *»Wann und wo hast du dich so richtig wohlgefühlt? Hattest du dazu täglich Gelegenheit? Was wäre notwendig, damit du dich täglich wohlfühlen kannst? Wann und wie oft bist du an deinen inneren Wohlfühlort gegangen? Was hat sich dadurch für dich verändert?«*

**Lea** (13 Jahre alt): »Eigentlich gab es in der vergangenen Woche gar nichts, wobei ich mich so richtig wohlgefühlt habe.«

In einem solchen Fall sollte man darauf hinweisen, dass auch kleine Oasen relativen Wohlbefindens im Alltag es wert sind, registriert und notiert zu werden. Gemeinsam kann man dann überlegen, was solche Erfahrungen begünstigen könnte. Man möchte die Aufmerksamkeit für genau die kleinen Freuden und zarten Wohlgefühle schärfen.

Nach dem *Einsammeln der Schmerztagebücher* werden folgende Fragen kurz besprochen:

- *»Welche Beobachtungen konntest du zu deinen Schmerzen machen? Was tut dir gut, wenn du Schmerzen hast? Was lindert?«*

Sie sollten jeden (noch so kleinen) Erfolg entsprechend würdigen und durch eine positive Vorhersage verstärken.

Nach einer kurzen Wiederholung des letzten Stundenthemas erfolgt die Einführung in das *heutige Stundenthema*:

- *»Heute wollen wir uns damit beschäftigen, welche Signale uns unser Körper schickt, wie er uns mitteilt, ob es ihm gut geht, und wie wir darauf richtig reagieren.«*

*Aktivierung von Wohlfühl- und Stresserleben:*

- *»Wann hast du dich zuletzt so richtig wohlgefühlt? Wann warst du zuletzt schlimm gestresst?«*

Mit diesen Erinnerungen wird jetzt gearbeitet, z. B. in Form des »Pantomime«-Spiels: Ein Teilnehmer versetzt sich völlig in das Erleben der Wohlfühl- oder Stresssituation und stellt diese stumm dar, die anderen Teilnehmer müssen diese erraten. Der aktive Teilnehmer beobachtet dabei seine Körperwahrnehmungen, die Ratenden achten auf die Körperhaltung und Mimik. Jeder Teilnehmer trägt anschließend seine charakteristischen Anzeichen für das jeweilige Erleben in unterschiedlichen Farben in einen schematisierten Körperumriss ein.

Es folgt das *Reframing* der Symptome als Signale des Körpers:

- *»Unser Körper spricht ständig mit uns, indem er uns Körpersignale schickt, die uns etwas über seinen Zustand und seine Bedürfnisse mitteilen: Jeder kennt Hunger, Durst oder Seitenstechen als Signale, mit denen der Körper darauf hinweist, dass er etwas braucht. Welche Signale kennt ihr noch (z. B. Gänsehaut und Zittern, lähmende Müdigkeit, unruhig und hibbelig sein ...)? Unserem gesamten Organismus geht es am besten, wenn wir auf diese Signale adäquat reagieren, also z. B. etwas essen oder trinken, eine Pause beim Laufen machen, uns wärmer anziehen ... Was passiert, wenn wir diese Signale nicht ernst nehmen oder übergehen? Der Körper schickt uns dann immer ›lautere‹ und noch deutlichere Zeichen. Wenn diese auf Dauer ausgeblendet werden, nimmt er im schlimmsten Fall sogar Schaden.«*
- *»Auch Schmerzen sind wichtige Signale des Körpers: Entweder möchte er auf eine Verletzung oder eine andere Schädigung aufmerksam machen oder er zeigt damit, dass er in der letzten Zeit zu*

*stark durch Stress oder anderes belastet war. Meist hat er schon vorher entsprechende Signale ausgesandt, die aber einfach übergangen wurden. Schließlich macht er das Schmerztor auf. Deshalb ist es so wichtig, alle Signale kennenzulernen, damit man rechtzeitig und angemessen darauf reagieren kann.«*

- *»Welche Botschaft könnten nun also die Wohlfühlsignale haben?«*
- *»Und welchen dringenden Appell vermitteln die Stresssignale?«*
- *»Welche Signale schickt dir denn dein Körper jetzt? Wie könntest du ihm jetzt in der folgenden 10-Minuten-Pause etwas Gutes tun?«*

Das *Modell der Stresswaage* (Lohaus u. Klein-Heßling 1999) wird auf einem Plakat präsentiert:

- *»Psychologen haben herausgefunden, dass man das Stresserleben mithilfe einer Balkenwaage beschreiben kann: Dabei liegen in der einen Waagschale all die Dinge, die einem Menschen Stress bereiten können, die sogenannten Stressoren. Das können große Belastungen sein, z. B. Mobbing in der Schule, oder kleinere Belastungen, z. B. Termindruck. In der anderen Waagschale liegen all die Dinge, die man gegen Stress unternehmen kann, die sogenannten Ressourcen. Auch diese können eher groß sein, z. B. der Urlaub in den großen Ferien, oder eher klein, z. B. die kurze Pause zum Chillen nach dem Mittagessen.«*

Die Teilnehmer sammeln Ideen zu *Stressoren und Ressourcen* und schreiben oder heften diese auf das Plakat.

- *»Je nachdem, wie die beiden Waagschalen beladen sind, hängt die Waage nun ausbalanciert in der Mitte oder schief nach einer Seite. Wenn die Stressseite zu schwer ist, schickt der Körper Stresssignale, er braucht eine Veränderung. Für mehr Wohlbefinden sollte die Waage also wieder in die Balance gebracht werden. Wie könnte dies im Modell erreicht werden?«*
- *»Um eine Balance zu erreichen, sollte man also die Stressoren reduzieren und die Ressourcen erhöhen. Manche Belastungen kann man verschieben, an jemand anderen abgeben oder auch einfach weglassen: Welche Ideen hast du zu den Stressoren, die wir notiert haben?«*
- *»Nicht immer kann man die Stressoren reduzieren, manche bleiben in der Waagschale liegen wie Wackersteine. Dann ist es umso*

*wichtiger, auf die Ressourcenseite zu achten: Welche Ideen für einen kurzfristigen oder auch für einen längerfristigen Ausgleich habt ihr dazu?«*

- *»Je ausbalancierter die Stresswaage auf lange Sicht ist, desto wohler fühlst du dich, desto mehr Wohlfühlsignale schickt dir dein Körper und sagt zu dir ›Weiter so!‹.«*

**Fabian** (12 Jahre): »Ich habe so viele Hausaufgaben und muss so viel lernen – da darf ich nichts weglassen und habe dann überhaupt keine Zeit mehr für einen Ausgleich.«

Viele »Schmerzkinder« nehmen ihren Alltag genau so wahr: Sie sehen sich eingeengt in ein Korsett von Pflichten und Aufgaben. Hier ist zunächst eine genaue Exploration der Aktivitäten am Nachmittag notwendig. Manchmal ist die Wahrnehmung durch die Belastung so verzerrt, dass Lücken und Entspannungspausen gar nicht mehr als solche erlebt werden können. Wenn die freie Zeit tatsächlich völlig von Schul- und anderen Pflichten absorbiert wird, ist ein Gespräch mit den Eltern notwendig, um über mögliche Erleichterungen nachzudenken.

- *»Manchmal ist es sehr schwer, aktiv gegen den Stress vorzugehen. Dann kann die Trance ›Mein innerer Regenschirm‹ helfen, sich gegen das Zuviel an Reizen und Belastungen zu schützen.«*

Dazu werden die Rahmenbedingungen für eine *Entspannungsübung* geschaffen, die Teilnehmer nehmen eine angenehme Position im Sitzen oder Liegen ein, eventuell wird das Licht gedimmt – eine ruhige Atmosphäre erleichtert die Konzentration auf sich selbst.

**Trance »Mein innerer Regenschirm« (nach Seemann 2002, S. 131)**

Mach es dir gemütlich, wo immer du jetzt liegst oder sitzt ... ruckel dich ein bisschen zurecht, dass du dich so wohlfühlst wie gerade möglich ... jetzt hast du ein bisschen Zeit nur für dich ...

achte ganz aufmerksam auf das, was du von dieser Übung gut für dich brauchen kannst, und alles, was du nicht brauchen kannst, darfst du einfach überhören und vergessen ...

vielleicht magst du spüren, wie sich deine Bauchdecke beim Atmen hebt und senkt ... und du kannst spüren, dass dein Körper das von ganz alleine macht, und du dich gar nicht darum kümmern musst ... einfach so ...

lass deinen Körper einfach ein wenig ausruhen und schicke deine Gedanken auf die Reise ...

und so kannst du dir einen schönen großen Regenschirm vorstellen, der noch geschlossen ist.

Nimm den Schirm in deine Hände ... fühlt er sich leicht oder schwer an?

Dann nimm den Griff des Schirms in deine Hände ... wie fühlt sich der Griff an ... ist er glatt oder rau? ... Aus welchem Material ist der Griff?

Spanne den Regenschirm langsam auf ... halte ihn über dich ... und du wirst sehen, er ist so groß, dass du bequem darunter Platz finden kannst ... auf diese Weise bist du unsichtbar für andere ... und sogar, wenn du beide Hände ausstreckst und den unteren Schirmrand rechts und links berührst, bleibst du unsichtbar und gut geschützt ...

Wenn du möchtest, kannst du deinem Regenschirm auch eine schöne Farbe geben. Du kannst ihn bemalen mit deiner Lieblingsfarbe oder auch etwas draufschreiben ...

Nimm nun den aufgespannten und bemalten Regenschirm in deine Hände und setze dich darunter ... und du wirst merken, dass die Farben von innen anders als sonst zu sehen sind ... zart schimmernd ... und dass die Geräusche gedämpft, ganz leise klingen ... dass unangenehme Gerüche kaum zu riechen sind ... wie fühlt es sich an, so sicher und geschützt unter einem großen bunten Regenschirm zu sitzen?

Und dein großer, bunter Regenschirm ist etwas ganz Besonderes ... er hat magische Kräfte ... er hält störende nervige Worte, kritische Blicke und andere Übergriffe von dir ab, sodass sie dich nicht erreichen und dich nicht dort treffen können, wo du verletzlich bist ... er bietet dir Schutz und Rückzug.

Und nun kannst du die Wirkungsweise deines magischen Regenschirms ausprobieren ... Stelle dir eine störende Situation vor oder eine nervige Person, mit der du den Regenschirm ausprobieren möchtest ... lasse die Situation vor deinem inneren Auge ablaufen, während du ganz geschützt und sicher unter deinem magischen Regenschirm sitzt ... und spüre, wie die nervige Situation und die Macht der anderen Person einfach an deinem Schirm abprallt ... wie Regentropfen von einem Schirm.

Du kannst dir jetzt Zeit nehmen, dir diese Situation so richtig schön auszumalen ...

(ca. 1 min Pause)

Wann immer du in Zukunft einen Platz suchst, an den du dich zurückziehen kannst, um geschützt und für dich allein zu sein, brauchst du nur deinen Regenschirm aufzuspannen und dich darunter zu stellen oder zu setzen ...

Wenn du jetzt, für den Moment, deinen Regenschirm nicht mehr benötigst, mache ihn wieder zu und bewahre ihn an einem guten Platz in deinem Inneren auf, auf den du jederzeit schnell und leicht Zugriff hast ...

und dann kannst du in deinem ganz eigenen Tempo ... so wie es für dich passt ... wieder hierher zurückkommen ... in diesen Tag ... in diesen Raum ... an diesen Ort, wo du jetzt liegst oder sitzt ... kannst erst einmal Finger und Zehen bewegen ... dann Arme und Beine strecken ... ein paar ganz tiefe Atemzüge nehmen ... erst ganz zum Schluss die Augen aufmachen ...

und gestärkt wieder ganz wach werden in dem Wissen, dass du von heute an immer gut geschützt durchs Leben gehen wirst.

Die Einheit endet mit einem kurzen Feedback.

Die Teilnehmer erhalten ein *Arbeitsblatt* (Abb. 15), auf dem sie die wichtigsten Inhalte und Ideen in einer eigenen Formulierung festhalten können, und ein *Schmerztagebuch* (Abb. 16), in dem zusätzlich nun auch alle Aktivitäten notiert werden, die der Stressbalance dienen.

### 2.5.3 Einheit 3: »Finde deinen eigenen Rhythmus!«

**Inhalte**

- Die Bedeutung von Abwechslung in der Alltagsgestaltung
- Die Bedeutung von Pausen für das Wohlbefinden und die Leistungsfähigkeit
- Tipps zur Pausengestaltung
- Die Nutzung von Körpersignalen, um den individuellen Rhythmus herauszufinden
- Progressive Muskelentspannung als Beispiel für die Gestaltung wohltuender Rhythmen

## 2. Kurseinheit: Komm in die Stressbalance!

Wenn du auf die Signale deines Körpers hörst, kannst du erkennen, wann es ihm zu viel wird.

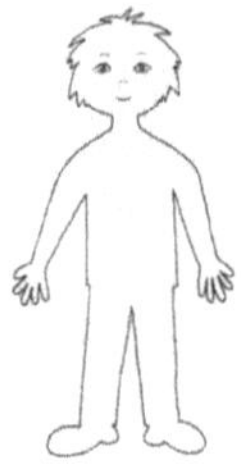

Dann kannst du den Stress ausgleichen:

Das macht mir Stress: Das tut mir gut:

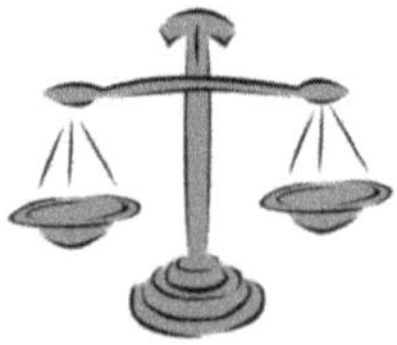

Von der heutigen Stunde ist mir wichtig:

------------------------------------------------------------

------------------------------------------------------------

------------------------------------------------------------

------------------------------------------------------------

------------------------------------------------------------

Folgendes werde ich ausprobieren:

------------------------------------------------------------

------------------------------------------------------------

------------------------------------------------------------

*Abb. 15: Arbeitsblatt 2 – Komm in die Stressbalance!*

### Methoden

Die Sitzung beginnt mit einem kurzen *Rückblick* auf die vergangene Woche und deren Erlebnisse. Dabei sind vor allem folgende Fragen interessant:

**Schmerz- und Erfolgstagebuch von ...**

| WOCHE vom .......... bis .............. | MONTAG | DIENSTAG | MITTWOCH | DONNERSTAG | FREITAG | SAMSTAG | SONNTAG |
|---|---|---|---|---|---|---|---|
| Hast du heute etwas Besonderes erlebt? Was? | | | | | | | |
| Wie gut hast du dich heute allgemein gefühlt? (Note 1–6) | | | | | | | |
| Wann und bei welchen Tätigkeiten hast du dich heute so richtig wohlgefühlt? (+ Note) | | | | | | | |
| Womit hast du die Stresswaage in die Balance gebracht? | | | | | | | |
| **Bei Schmerzen:** Wie stark waren die Schmerzen? | 1-2-3-4-5-6-7-8-9-10 | 1-2-3-4-5-6-7-8-9-10 | 1-2-3-4-5-6-7-8-9-10 | 1-2-3-4-5-6-7-8-9-10 | 1-2-3-4-5-6-7-8-9-10 | 1-2-3-4-5-6-7-8-9-10 | 1-2-3-4-5-6-7-8-9-10 |
| Wie lang haben sie gedauert? *(Bsp.: 7:30–11 Uhr, 14–15 Uhr)* | | | | | | | |
| Hast du deswegen in der Schule gefehlt (ganz oder ein paar Stunden?); wie lange? | | | | | | | |
| Haben dich die Schmerzen von etwas abgehalten (Hausaufgaben, Sport, Verabredung ...) – wovon? | | | | | | | |
| Was hast du gegen die Schmerzen unternommen? | | | | | | | |
| Um wie viel wurden die Schmerzen dadurch besser? (z. B. von 6 auf 4 → »–2« | | | | | | | |
| ✓ Geschafft! | | | | | | | |

*Abb. 16: Schmerz- und Erfolgstagebuch 2*

- *»Wie konntest du in der vergangenen Woche deinen Stress ausgleichen? Was hast du dazu unternommen? Wann und wie konntest du deinen inneren ›Regenschirm‹ nutzen? Wie gut ist es dir gelungen? Was hättest du anders oder noch besser machen können? Welche Ideen haben die anderen dazu?«*

Nach dem *Einsammeln der Schmerztagebücher* können Sie folgende Fragen kurz besprechen:

- *»Welche Beobachtungen konntest du zu deinen Schmerzen machen? Was tut dir gut, wenn du Schmerzen hast? Was lindert?«*

Man sollte jeden (noch so kleinen) Erfolg entsprechend würdigen und durch eine positive Vorhersage verstärken.

Außerdem gibt es eine kurze *Orientierung an dem angestrebten Ziel*, das in der ersten Einheit definiert worden ist:

- *»Was hast du schon erreicht? Was ist dann der nächste Schritt?«*

Nach der kurzen Wiederholung des letzten Stundenthemas erfolgt die *Einführung in das heutige Stundenthema*:

- *»Jeder von uns hat wahrscheinlich ein Lieblingsmusikstück. Gute Musik ist durch einen interessanten abwechslungsreichen Rhythmus (oder auch den ›beat‹) gekennzeichnet, sonst wäre sie langweilig, das Hören würde keine Freude bereiten, und es würde immer anstrengender dabeizubleiben. Dabei unterscheiden sich die Menschen darin, welche Rhythmen ihnen gut gefallen: Manche mögen es eher schnell und tänzerisch, andere lieber langsam und getragen. Jeder Mensch hat seine eigenen Vorlieben. Diese wollen wir jetzt herausfinden.«*

Die Teilnehmer klatschen den Rhythmus ihres aktuellen Lieblings-Popsongs mit der Hand auf die Oberschenkel, die anderen dürfen raten.

- *»So ist es auch in unserem Alltag: Manche brauchen häufige Wechsel in ihren Aktivitäten und sind sehr flott unterwegs, andere haben lieber längere Phasen, in denen sie sich ganz in eine Tätigkeit vertiefen können.«*

- *»Auf jeden Fall ist für alle wichtig, die Körpersignale zu beobachten und zu beachten, um den ›richtigen‹ eigenen Rhythmus zu finden. Unser Körper braucht rechtzeitig Abwechslung und ausreichend lange Pausen, um sich erholen zu können. Da sollte dann auf eine körperliche Anstrengung eine Erholungspause folgen, auf das Zusammensein mit vielen anderen Menschen eine Möglichkeit, sich zurückzuziehen, und auf Phasen der Konzentration genügend Zeit zum Träumen und Ausspannen.«*

*Erstellen eines Wochenstundenplans:* Die Teilnehmer erhalten einen Stundenplan für eine ganze Woche (inklusive Wochenende) mit der Aufgabe, alle durch Aktivitäten verplanten Zeiten in einer bestimmten Farbe zu markieren. Mit der Lieblingsfarbe werden dann alle Zeiten markiert, die zur freien Verfügung stehen. Anschließend betrachtet man die gefärbten Stundenpläne unter den folgenden Gesichtspunkten:

- *»Wie gefällt dir die Verteilung von verplanten und freien Zeiten? Hast du täglich genügend freie Zeit für dich? Wie gefällt dir der Rhythmus, der sich in der Abwechslung von freien und verplanten Zeiten abbildet? Haben die einzelnen Phasen eine gute Dauer oder sollte sich da etwas ändern? Wenn du zufrieden mit deinem Stundenplan bist, dann darfst du dich jetzt darüber freuen, dass du so gut für dich sorgst. Wenn du Änderungen brauchst, kannst du jetzt überlegen, wie diese aussehen könnten, und was dafür nötig ist.«*

Alternativ kann für einen einzelnen Tag eine »Anspannungskurve« erstellt werden. Diese sollte im Verlauf des Tages immer wieder abfallen können, um zu vermeiden, dass die Anspannung kontinuierlich ansteigt bis zu dem Niveau, auf dem Schmerzen ausgelöst werden.

- *»Eine Rhythmisierung im Alltag, das heißt eine wohltuende Abwechslung, geschieht vor allem durch Pausen. Pausen sind dringend notwendig, damit der Organismus nicht überlastet wird und stattdessen neue Energie tanken kann. In der Regel schickt uns der Körper entsprechende Signale, wenn er eine Abwechslung oder Pause braucht: Welche dieser Signale kennst du denn?«*

Hier werden in der Regel Ermüdung, Konzentrationsschwierigkeiten oder auch Lustlosigkeit genannt.

- *»Viele Schüler, die eine Menge Aufgaben zu erledigen und dann noch zu lernen haben, möchten diese Pflichten gern möglichst schnell an einem Stück abarbeiten. Dabei vergessen sie dann, Pausen zu machen. Irgendwann ertappen sie sich vielleicht dabei, vor einem Text zu sitzen, diesen scheinbar zu lesen, während die Gedanken immer wieder abschweifen und das Aufnehmen der Information immer schwieriger wird. Dann hat der Betreffende die wichtigen Signale, die nach Pausen verlangen, einfach übergangen.«*
- *»Unser Gehirn benötigt dringend Pausen, um Gelerntes effektiv im Gedächtnis abspeichern und verarbeiten zu können. Nur dann stehen diese Informationen auch in einer Prüfung zur Verfügung. Pausen sind also nicht nur erlaubt, sondern sogar dringend geboten zum Erreichen guter Leistungen.«*

Ältere Schüler stehen oft unter einem sehr starken Lern- und Leistungsdruck. Häufiger und langer Nachmittagsunterricht macht Erholung und Ausgleich durch Hobbys scheinbar unmöglich. Stattdessen verbringen die Jugendlichen viele Stunden am Schreibtisch, um sich möglichst perfekt auf den Unterricht vorzubereiten. Gerade für leistungsorientierte Schüler kann der Hinweis sehr entlastend sein, dass Pausen nicht »nur« dem Wohlbefinden, sondern auch der Leistungsfähigkeit dienen. Bei großem Interesse der Teilnehmer an diesem Thema können an dieser Stelle weitere Tipps zum entspannten und effektiven Lernen erfolgen (z. B. aus Kossak 2008).

Im Anschluss geht es um eine möglichst *gute Pausengestaltung*:

- *»Kurze Pausen sollten regelmäßig und häufig eingeplant werden. Am besten wäre es, man könnte eine Pause schon machen, bevor der Körper erste Stresssignale sendet. Spätestens dann aber ist eine Pause dringend notwendig. In der Pause solltest du für Abwechslung sorgen, das heißt, das Gegenteil von dem tun, womit du vorher beschäftigt warst. Sport und Bewegung sind zum Beispiel dann ideal, wenn du zuvor viel gesessen bist und geistig angestrengt gearbeitet hast.«*
- *»Die Vorfreude auf eine Pause kann schon während der Anstrengung motivierend wirken und so die aktuelle Belastung reduzieren. Anschließend kannst du dann die Pause in vollen Zügen genießen.«*

- *»Was machst du in deinen Pausen? Was tut dir da gut? Wie sorgst du für einen guten Rhythmus durch Abwechslung in deinem Alltag?«*

**Leonie** (11 Jahre): »Meine Eltern sagen immer: erst die Arbeit und dann das Vergnügen! Sie möchten, dass ich die Hausaufgaben schnell an einem Stück erledige und nicht trödle.«

Hier sollte man über den Unterschied zwischen Trödeln und einer guten Pausengestaltung sprechen. Gemeinsam kann man überlegen, wann und wie lange man Pausen einlegen sollte, damit auch nach den Hausaufgaben noch genügend Zeit für ausgleichende Aktivitäten bleibt. Eventuell können die Aufgaben auch so aufgeteilt werden, dass erst das Schriftliche und später das Mündliche erledigt wird. Eine längere Pause dazwischen dient dann der Entspannung und dem Ausgleich. Eine solche Veränderung, die zunächst einmal als Experiment erfolgen kann, sollten Sie unbedingt mit den Eltern in einem Gespräch abstimmen.

Hier ist besonders auch auf die Gestaltung von Pausen im oft langen Schulalltag einzugehen. Der Rhythmus der Schule im ¾- oder 1 ½-Stunden Takt mit nur kurzen Unterbrechungen erschwert die individuelle Reaktion auf Stresssignale. Umso wichtiger ist es, auch während des Unterrichts für kurze Phasen der Entspannung (z. B. durch die Regenschirmübung) zu sorgen und die vorgegebenen Pausen mit angenehmen, entlastenden Aktivitäten zu füllen oder in einem ruhigeren Raum vom Lärm der Mitschüler auf Abstand zu gehen.

Dies gilt auch für den Nachmittag im Hort. Hier ist es für manche Kinder hilfreich, wenn sie auch außerhalb der Hausaufgabenzeiten einen Raum für ruhige Beschäftigungen zur Verfügung haben.

**Felix** (7 Jahre) darf sich im Hort immer dann, wenn es ihm zu viel wird, in den ruhigen Hausaufgabenraum zurückziehen und dort lesen. Seine Erzieherinnen lassen ihn gewähren, weil sie wissen, dass er damit einer Migräneattacke vorbeugen kann.

Hier ist auch besonders darauf hinzuweisen, dass man Pausen nicht erst dann machen sollte, wenn die Schmerzen zu stark werden und es erfordern. In diesem Fall werden die Schmerzen operant verstärkt. Pausen sollten also eher zeitkontingent erfolgen, das heißt nach einer bestimmten Zeit oder Erledigung einer definierten Aufgabe.

- *»Manchmal ist es ganz wichtig, sich in der Familie zurückziehen zu dürfen und nur für sich sein zu können. Dabei hilft ein ›Bitte nicht stören!‹-Schild.«*
- *»Das ›Bitte nicht stören!‹-Schild soll dich vor ungebetenen Störungen schützen, wenn du Ruhe für dich selbst brauchst. Damit es auch von den anderen Familienmitgliedern toleriert wird, darfst du es wirklich nur in diesen Zeiten an die Türe hängen.«*

Gerade Geschwister können (oder wollen) das »Bitte nicht stören!«-Schild häufig nicht befolgen. Hier bittet man die Eltern, die Einhaltung der Ruhezeit durchzusetzen. Im Übrigen können alle Familienmitglieder von der Nutzung eines solchen Schilds profitieren. In Familien, in denen sich mehrere Kinder ein Zimmer teilen, kann man eventuell das Elternschlafzimmer zum Rückzug nutzen oder Absprachen über gemeinsame und individuelle Zeiten im Kinderzimmer treffen.

- *»Auch unserem Körper tut ein Wechsel zwischen Anspannung und Entspannung gut. Das kannst du in der folgenden Entspannungsübung erfahren. Die Methode heißt ›Progressive Muskelentspannung nach Jacobson‹ und besteht genau darin, verschiedene Muskelgruppen zunächst stark anzuspannen, um nach dem Loslassen der Anspannung dann das Gefühl der Lockerheit und Entspannung ganz bewusst zu genießen.«*

Dies wird zunächst einmal am Anspannen und Loslassen der Faust (der dominanten Hand) demonstriert. Dabei legt man vor allem Wert auf das intensive Nachspüren der Entspannung:

- *»Wie fühlt sich die Hand jetzt an? Welche Unterschiede zur anderen Hand kannst du spüren – ist sie wärmer oder kühler, leichter oder schwerer, kribbelt sie vielleicht ein bisschen?«*

Auch das Anspannen der anderen Muskelgruppen wird in der Vorbereitung auf die Übung erklärt und ausprobiert. Nach der Klärung von Fragen und ein paar kurzen Erläuterungen zum Vorgehen werden die Rahmenbedingungen für eine *Entspannungsübung* geschaffen, die Teilnehmer nehmen eine angenehme Position im Sitzen oder Liegen ein, eventuell wird das Licht gedimmt – eine ruhige Atmosphäre erleichtert die Konzentration auf sich selbst.

Als Instruktion können Sie z. B. die Anleitung von Denecke und Kröner-Herwig (2000, S. 42) verwenden, für ältere Jugendliche auch eine der gängigen PMR-Instruktionen für Erwachsene. Ermutigen Sie die Teilnehmer, während der angeleiteten Übung aufmerksam die eigenen Körpersignale zu beachten. Die Anspannung sollte nur so stark und lange anhalten, wie es angenehm ist. Die Entspannungsphasen dürfen (vor allem beim häuslichen Üben) so lange genossen werden wie gewünscht. Auch hier darf modellhaft der individuelle Rhythmus wirksam werden.

**Progressive Muskelentspannung (nach Denecke u. Kröner-Herwig 2000, S. 42)**

Mach es dir gemütlich, wo immer du jetzt liegst oder sitzt ... ruckel dich ein bisschen zurecht, dass du dich so wohlfühlst wie gerade möglich ... jetzt hast du ein bisschen Zeit nur für dich ...

achte ganz aufmerksam auf das, was du von dieser Übung gut für dich brauchen kannst, und alles, was du nicht brauchen kannst, darfst du einfach überhören und vergessen ...

vielleicht magst du spüren, wie sich deine Bauchdecke beim Atmen hebt und senkt ... und du kannst spüren, dass dein Körper das von ganz alleine macht, und du dich gar nicht darum kümmern musst ... einfach so ...

und deinem Körper tut es gut, nach Phasen der Anspannung immer wieder eine schöne Pause zu haben, in der er ganz locker sein darf. Das kannst du mit der folgenden Übung gut spüren:

Bleib ruhig liegen oder sitzen und lasse deine Muskeln immer nur dann spielen, wenn ich JETZT sage.

Wir beginnen nun mit einem Spaziergang durch deinen Körper.

Zuerst wandern wir zur deinen Händen und Armen: Stell dir einmal vor, du hättest in jeder Hand einen quietschnassen Schwamm. Drücke nun zu ... JETZT ... tue so, als ob du versuchst, das ganze Wasser bis zum letzten Tropfen herauszudrücken. Fühle die Anspannung in deinen Händen und Armen. Halte die Spannung einen Moment fest ... und nun lass beide Schwämme einfach fallen. Die Arme und Hände liegen locker neben deinem Körper ... Spürst du, wie es sich ganz unterschiedlich anfühlt, wenn die Muskeln einmal hart angespannt und danach wohlig entspannt sind? Nimm nun noch einmal zwei andere nasse Schwämme auf ... JETZT ... und drücke sie wieder fest zusammen. Versuche, sie noch fester zusammenzudrücken als vorhin, es darf kein Tropfen zurückbleiben. Richtig fest! Lass nun wieder locker, die Schwämme fallen herunter. Achte darauf, wie die harte Anspannung verschwindet und die angenehme Entspannung langsam immer deutlicher wird. Die Finger, die Hand und der ganze Arm werden lockerer und lockerer. Deine Arme fühlen sich richtig warm und schwer an.

(10 Sek. Pause)

Wir spazieren jetzt zu deinen Armen und den Schultern:

Stell dir vor, über dir hängt ein großer Sack mit Leckereien. Um nun an diese Leckereien heranzukommen, musst du deine Arme so weit in die Höhe strecken, wie du kannst ... JETZT ... Fühle die Spannung in deinen Armen und Schultern. Strecke die Arme so richtig hoch, halte sie einen Moment oben. Ich zähle jetzt bis 3 ... 1, 2, 3. Jetzt lasse sie wieder neben deinen Körper herunterfallen. Spüre den Unterschied zwischen der Anspannung und der Entspannung. Fühle, wie deine Schultern mehr und mehr entspannt sind ... Da das so gut geklappt hat, hebe deine Arme noch einmal in die Höhe und strecke sie weit aus, als wolltest du den Himmel berühren ... JETZT ... fester, höher und noch etwas höher. Achte auf die Anspannung in deinen Armen und Schultern. Lass nun deine Arme wieder neben dich fallen und fühle, wie schön die Entspannung in Armen und Schultern ist und wie bequem du auf deinem Entspannungsplatz liegst oder sitzt. Atme noch einmal tief ein und langsam aus.

(10 Sek. Pause)

Unser Spaziergang geht weiter zu Hals, Nacken und Schultern:

Stell dir vor, du spielst mit deinen Freunden Völkerball. Du stehst ganz entspannt auf dem Spielfeld und fühlst dich pudelwohl. Plötzlich siehst du, dass der Ball auf dich zurast, und du ziehst den Kopf ein ... JETZT... Versuche, deine Schultern ganz hoch zu den Ohren zu ziehen und schiebe dabei den Kopf zwischen die Schultern. Halte den Kopf so lange in Deckung bis der Ball vorbeigerauscht ist ... du hast ganz toll reagiert und kannst dich jetzt einfach wieder entspannen, dich einfach nur wieder wohlfühlen ... Aber Achtung, pass auf! Erneute Gefahr ist im Verzug! Der Ball kommt zurück. Beeile dich, fahre deinen Kopf schnell wieder ein und halte ihn zwischen den Schultern ... JETZT ... Sehr gut! Jetzt ist der Ball hinter dir und du kannst dich wieder entspannen. Bringe deinen Kopf wieder zum Vorschein und lass die Schultern ganz locker herunterfallen. Spüre, um wie viel schöner es ist, wenn du entspannt bist und dein Kopf nicht eingezogen sein muss. Die Gefahr ist vorbei, und du fühlst dich einfach nur gut.

(10 Sek. Pause)

Nun geht unsere Wanderung durch den Körper weiter, wir kommen jetzt zum Gesicht, der Stirn und der Nase:

Stell dir nun einen treuen kleinen Hund vor, vielleicht einen Dackel. Er hat viele Runzelfalten auf der Stirn. Versuche einmal, deine Stirn genauso zu runzeln wie der Dackel und ziehe die Augenbrauen so hoch du kannst ... JETZT ... sehr gut, die Stirn liegt in tausend Falten. Spüre die starke Anspannung und halte sie noch einen Augenblick. Lass nun wieder locker und fühle, wie sich das tolle Gefühl der Entspannung über den gesamten Kopf ausbreitet. Genieße dieses Gefühl.

Und was macht das Gesicht und die Nase? Stell dir vor, du gehst durch eine Gaststätte und du bemerkst einen verbrannten Geruch, der stinkt. Das magst du ganz und gar nicht und du rümpfst deine Nase ... JETZT ... Runzele sie, so sehr du kannst, und zeige damit, wie eklig dir dieser Geruch ist. Achte darauf, dass deine Wangen und der Mund der Nase beim Runzeln helfen. Sie sind dann auch ganz angespannt. Und erst die Augen – kneife deine Augen zur Unterstützung ebenfalls ganz fest zusammen. Okay, schnell heraus aus dieser Gaststätte ... Draußen ist der Geruch verflogen, hier riecht es ganz wunderbar nach etwas, das du gern riechst. Lass nun alle Muskeln deines Gesichts wieder locker, die Wangen, den Mund und die Nase. Das tut gut. Das fühlt sich richtig cool an. Dein ganzes Gesicht ist total entspannt und keine einzige Falte mehr zu sehen. Dein Gesicht fühlt sich ganz glatt und wohlig locker an.

(10 Sek. Pause)

Als Nächstes spazieren wir ganz gemütlich auf unserer Körperwanderung weiter zum Rücken und zum Bauch: Stell dir vor, jemand hätte dich gefesselt, dir ein Seil um Rücken, Bauch und Hände gebunden, dich wie ein Päckchen verschnürt. Versuche durch Anspannung von Rücken und Bauch, die Seile zu zerreißen. Spanne dich an, so gut es geht ... JETZT ... spüre die Anspannung in den Schultern und unten im Rücken, spüre die Kraft im Bauch ... zack, nun reißt das Seil und du atmest aus. Du legst dich wieder bequem hin, lässt die Muskeln locker und fühlst dich wie befreit. Das angenehme Gefühl von Ruhe und Entspannung breitet sich in dir aus, spüre dieses Gefühl und genieße es eine Weile.

(10 Sek. Pause)

Einen Teil deines Körpers hast du noch nicht besucht, das sind die Beine und Füße: Während du so daliegst, will ein Freund deine Füße kitzeln. Oh nein, Hilfe, das möchtest du nicht, du bist nämlich sehr kitzlig. Spanne die Beine und den Po an, die Waden und die Oberschenkel an, stelle die Füße hoch und ziehe die Zehenspitzen ganz stark zu dir hin, damit er nicht an deine Füße herankommt ... JETZT ... Ziehe so fest du kannst. Du spürst die Anspannung in den Füßen, in den Waden, in den Oberschenkeln und am Po. Halte die Spannung ... Nun lass alle Muskeln in Beinen und Füßen wieder ganz locker. Okay, gut gemacht. Du spürst, wie die Entspannung immer besser wird, und du genießt dieses tolle Gefühl.

Aber was ist das? Plötzlich kommt dein Freund zurück und will dich schon wieder kitzeln. Schnell, spanne Beine und Füße an und ziehe die Zehenspitzen nun wieder ganz fest zu dir hin ... JETZT ... Es hat geklappt, er ist wieder fort. Du kannst Füße, Beine und Po wieder locker fallen lassen und total entspannen. Du kannst die Entspannung so richtig genießen. Spüre, wie toll es sich anfühlt, so richtig entspannt zu sein. Die Muskeln sind wohlig locker und entspannt.

Wir kommen jetzt zum Ende der Übung: Bleibe noch eine Weile so wohlig warm und entspannt liegen oder sitzen. Lass dieses Gefühl in jeden Teil deines Körpers fließen – mit jedem Ausatmen mehr und mehr: in die Arme, in die Hände, in die Stirn, die Kopfhaut, die Wangen und die Nase, in den Hals, Nacken und die Schultern, den Rücken hinunter, in den Bauch, den Po, die Beine, bis in die Füße und die Zehenspitzen hinein. Genieße dieses Gefühl von Ruhe und Entspannung noch etwas für dich ganz allein.

(10 Sek. Pause)

Wenn du davon genug hast, sage ganz leise zu dir selbst: »Ich höre jetzt mit der Übung auf«, dann kannst erst einmal Finger und Zehen bewegen ... dann Arme und Beine strecken ... ein paar ganz tiefe Atemzüge nehmen ... erst ganz zum Schluss die Augen aufmachen ...

und wieder ganz wach werden in der Erfahrung, wie angenehm und erholsam es ist, nach jeder Anspannung genügend lange Entspannung und Lockerheit zu genießen.

Die Einheit endet mit einem kurzen *Feedback*.

**Kilian** (9 Jahre): »Das war super! Ich habe bei der Übung gespürt, dass ich sowieso immer schon alle Muskeln anspanne. Jetzt weiß ich auch, wie ich die Anspannung wieder loswerde ...«

**Alina** (15 Jahre): »Mir hat besonders das Anspannen und Loslassen der Schultern gutgetan – ich glaube, da bin ich immer ganz verspannt.«

## 3. Kurseinheit: Finde deinen eigenen Rhythmus ...

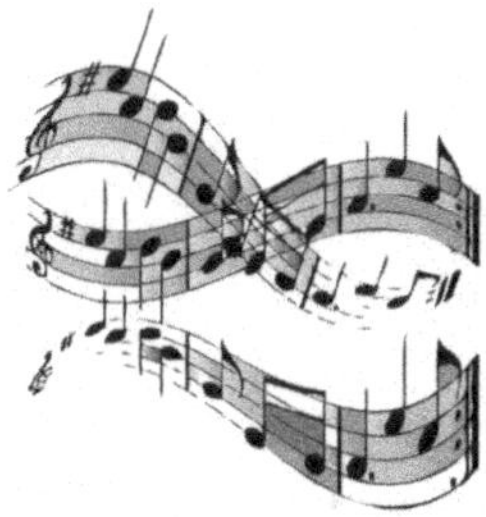

Das Schmerztor öffnet sich, wenn du zu lang und zu viel von nur einer Sache gemacht hast. Dein Organismus hat dann also keinen guten Rhythmus gefunden.

Es geht dir besser, wenn du genügend Pausen und Entspannungszeiten im Alltag hast. Dein Organismus kann dann richtigen Rhythmus leben

Von der heutigen Stunde ist mir wichtig:

------------------------------------------------------------

------------------------------------------------------------

------------------------------------------------------------

------------------------------------------------------------

------------------------------------------------------------

Folgendes werde ich ausprobieren:

------------------------------------------------------------

------------------------------------------------------------

------------------------------------------------------------

------------------------------------------------------------

------------------------------------------------------------

*Abb. 17: Arbeitsblatt 3 – Finde deinen eigenen Rhythmus!*

Die Teile der Übung, die besonders guttun, dürfen gern auch mehrmals wiederholt werden. Umgekehrt kann man einen Teil der Übung auch weglassen, wenn die Muskeln beim Anspannen oder danach schmerzen. Es geht hier weniger um eine regelgerechte Durchführung der Progressiven Muskelentspannung als um eine Schulung der Körperwahrnehmung im Dienste eines gesteigerten Wohlbefindens.

Die Teilnehmer erhalten ein *Arbeitsblatt* (Abb. 17), auf dem sie die wichtigsten Inhalte und Ideen in einer eigenen Formulierung

**Schmerz- und Erfolgstagebuch von ...**

| WOCHE vom .......... bis .............. | MONTAG | DIENSTAG | MITTWOCH | DONNERSTAG | FREITAG | SAMSTAG | SONNTAG |
|---|---|---|---|---|---|---|---|
| Wie gut hast du dich heute allgemein gefühlt? (Note 1–6) | | | | | | | |
| Bei welchen Tätigkeiten hast du dich heute so richtig wohlgefühlt? | | | | | | | |
| Womit hast du die Stresswaage in die Balance gebracht? | | | | | | | |
| Wodurch hast du auf deinen »richtigen« Rhythmus geachtet, d. h. für Abwechslung gesorgt? | | | | | | | |
| **Bei Schmerzen:**<br>Wie stark waren die Schmerzen? | 1-2-3-4-5-6-7-8-9-10 | 1-2-3-4-5-6-7-8-9-10 | 1-2-3-4-5-6-7-8-9-10 | 1-2-3-4-5-6-7-8-9-10 | 1-2-3-4-5-6-7-8-9-10 | 1-2-3-4-5-6-7-8-9-10 | 1-2-3-4-5-6-7-8-9-10 |
| Wie lang haben sie gedauert?<br>*(Bsp.: 7:30–11 Uhr, 14–15 Uhr)* | | | | | | | |
| Hast du deswegen in der Schule gefehlt (ganz oder ein paar Stunden?); wie lange? | | | | | | | |
| → Was hast du gegen die Schmerzen unternommen?<br>Welche Strategie? | | | | | | | |
| Um wie viel wurden die Schmerzen dadurch besser? (z. B. von 6 auf 4 → »–2« | | | | | | | |
| ✓ Geschafft! | | | | | | | |

*Abb. 18: Schmerz- und Erfolgstagebuch 3*

festhalten können, und ein *Schmerztagebuch* (Abb. 18), in dem sie neben den Schmerzen in der Folge zusätzlich die Maßnahmen zur Rhythmisierung des Alltags protokollieren sollen.

### 2.5.4 Einheit 4: »Gute Gedanken machen das Leben leichter«

**Inhalte**

- Die Bedeutung von negativen Gedanken für das Erleben von Stress
- Formulierung hilfreicher funktionaler Gedanken und Vorstellungen
- Aktivierung eines alternativen Erlebens mithilfe funktionaler Gedanken und Vorstellungen – erweiterter Gedankenstopp

**Methoden**

Die Sitzung beginnt mit einem kurzen *Rückblick auf die vergangene Woche* und deren Erlebnisse. Dabei sind vor allem folgende Fragen interessant:

- »*Was hast du in der letzten Woche unternommen, um einen guten Rhythmus zu erreichen? Wann hast du kleine Pausen eingelegt? Wann und wie oft hast du die Entspannungsübung angewandt? Wie gut ist es dir gelungen? Was hättest du anders oder noch besser machen können? Welche Ideen haben die anderen dazu?*«

Es folgt das *Einsammeln der Schmerztagebücher*, dabei werden folgende Fragen kurz besprochen:

- »*Welche Beobachtungen konntest du zu deinen Schmerzen machen? Was tut dir gut, wenn du Schmerzen hast? Was lindert? Was beugt vor?*«

Würdigen Sie jeden (noch so kleinen) Erfolg entsprechend und verstärken ihn durch eine positive Vorhersage.

Außerdem gibt es eine kurze *Orientierung am angestrebten Ziel*:

- *»Was hast du schon erreicht? Was ist dann der nächste Schritt?«*

Nach einer kurzen Wiederholung des letzten Stundenthemas folgt die *Einführung in das heutige Stundenthema*:

- *»Unsere Gedanken und die Bilder, die wir in unserem Kopf entstehen lassen, haben ganz starke Auswirkungen darauf, wie es uns geht und wie wir uns fühlen.«*

Wenn ein Biofeedback-Gerät zur Verfügung steht, kann man damit die Wirkung von Vorstellungen auf die physiologischen Reaktionen sehr eindrücklich darstellen.

Alternativ können Sie Bezug nehmen auf das Erleben im Traum: Obwohl die äußeren Gegebenheiten immer die gleichen sind (ein Mensch liegt in seinem Bett), erlebt er im Traum die unterschiedlichsten Geschichten. Abhängig vom Trauminhalt zeigt auch der Körper die entsprechenden Reaktionen von Angst, Freude, Trauer, Spannung o. Ä.

- *»Bestimmt hast du aber auch schon im wachen Zustand erlebt, wie es ist, wenn die Gedanken und inneren Bilder bestimmte Gefühle und Körpersignale erzeugen, z. B. bei der Vorfreude auf ein besonders leckeres Essen (man sagt: ›Mir läuft das Wasser im Munde zusammen …‹) oder bei der Angst vor einer anstehenden Prüfung. In welchen Situationen ist es dir schon ähnlich ergangen?«*
- *»Mit unseren Gedanken und Vorstellungen können wir also Stress erzeugen oder verstärken. Viele kennen das Gefühl, so in einen regelrechten Stressstrudel zu geraten: Gedanken, Gefühle und körperliche Reaktionen schaukeln sich immer mehr gegenseitig auf. Im schlimmsten Falle öffnet sich dann das Schmerztor, es kommt zu allem Überfluss auch noch zu Schmerzen, die zeigen, dass hier im Moment zu viel Negatives geschieht. Welche solcher Stressgedanken und inneren Stressbilder kennst du denn? Welche Wirkung haben sie auf dich? Wie wirst du sie normalerweise wieder los?«*

**Lanas** (13 Jahre alt) kleiner Bruder ist schwer krank. Die ganze Familie macht sich Sorgen um ihn, natürlich auch Lana: »Wird er jemals wieder gesund werden? Muss er womöglich sterben?«

**Tom** (7 Jahre alt) macht sich auf dem Schulweg viele Gedanken: »Habe ich auch alle Hausaufgaben gemacht? Wird mich die Lehrerin schimpfen?«

Die Sorgen der Kinder und Jugendlichen sind in ihren Inhalten und in ihrem Ausmaß ganz unterschiedlich. Auf keinen Fall sollten sie relativiert werden (»... ist ja gar nicht so schlimm«, »anderen Menschen geht es viel schlechter ...«), da die Kinder dies immer wieder in ihrem Alltag erfahren und sich dann zusätzlich abgewertet fühlen. Stattdessen sollten Sie gemeinsam nach Erleichterungen suchen.

Manchmal stehen vor allem die Schmerzen selbst als Themen der dysfunktionalen Kognitionen im Mittelpunkt. Wenn die Kinder nicht von sich aus darauf zu sprechen kommen, sollten Sie gezielt nachfragen. Eine konstruktive kognitive Bewältigung der Schmerzen ist eines der wichtigsten Therapieziele.

- *»Wir können aber unsere Gedanken und Vorstellungen auch dazu nutzen, eine innere Einstellung zu entwickeln, die dabei hilft, den Stress in den Griff zu bekommen. Dabei kann man Erinnerungen an schwierige Situationen nutzen, die man gut geschafft hat: Wie hast du dich da gefühlt? Wie hast du dir selbst Mut zugesprochen? Wer hat dir dabei geholfen, dass du wieder Mut und Zuversicht spüren konntest?«*

Die *funktionalen Kognitionen und Affirmationen* der Teilnehmer werden auf einem Plakat notiert. Besprechen Sie dabei auch wichtige Merkmale hilfreicher innerer Sätze: Formulieren Sie diese positiv, möglichst kurz und permissiv. Vielleicht ist es sogar möglich, diese innerlich mit der Stimme eines liebevollen Freundes zu hören. Genauso werden alle anderen Strategien der Teilnehmer notiert, die ein hilfreiches Erleben triggern können.

Dann wird die Technik des *Gedankenstopps* erklärt:

- *»Du kannst selbst Einfluss darauf nehmen, wie du dich fühlst. Dazu nutzt du deine hilfreichen Gedanken und alle inneren Vorstellungen, die dir dazu einfallen. Wenn du also aus dem Teufelskreis von ne-*

*gativen Gedanken und Gefühlen aussteigen möchtest, dann beende die negativen Gedanken mit dem Gedankenstopp: Rufe ein lautes inneres ›Stopp!‹, stelle dir dazu dein ganz eigenes Stoppschild vor oder lasse eine weiße oder schwarze Wand vor deinem inneren Auge entstehen. Mache dazu eine abwehrende Handbewegung, sodass auch der Körper dem negativen inneren Erleben klarmacht: Bis hierhin und nicht weiter! Dazu kannst du deine Hand fest nach unten auf die Sitzfläche deines Stuhls drücken.«*

- *»Denke nach dem Stopp ganz bewusst deine hilfreichen positiven Gedanken! Achte ganz bewusst auf die Erleichterung und die guten Gefühle, die du dann spüren kannst, und freue dich darüber!«*

Der Einsatz der Gedankenstopptechnik wird in einer »Trockenübung« erprobt: Dazu imaginiert jeder Teilnehmer eine schwierige Situation und erinnert sich (ausnahmsweise) bewusst an alle negativen Gedanken, Gefühle und Körperreaktionen, die mit dieser Situation einhergehen. Auf Kommando erfolgt dann der Gedankenstopp. Danach werden alle hilfreichen Gedanken und Vorstellungen aktiviert, begleitet durch positive Suggestionen der Therapeuten:

- *»Und du kannst die angenehmen Wirkungen dieser hilfreichen Sätze und inneren Bilder in deinem Körper spüren und merkst dabei, dass es dir immer leichter fällt, noch mehr gute Gedanken zu entwickeln. Dadurch wächst immer mehr dein Mut und die Zuversicht, die schwierige Situation gut schaffen zu können. Vielleicht kommen dir auch schon die ersten Ideen, was du noch tun könntest, um alles gut hinzubekommen.«*

Alle Teilnehmer geben anschließend ein *Feedback* zur Anwendung der Gedankenstopptechnik. Dabei sollte man jede berichtete Erleichterung ausgiebig würdigen.

Auch über Möglichkeiten und Grenzen dieser Technik wird gesprochen.

- *»Wann kannst du diese Technik das nächste Mal anwenden? Welche Wirkungen versprichst du dir davon? Was wird dann anders sein als vorher?«*
- *»Bei manchen Sorgen und Grübeleien kann man sich selbst nicht gut helfen und ist auf die Unterstützung anderer angewiesen. Wem er-*

*zählst du dann davon? Wer nimmt dir deine inneren Nöte ab? Was hilft dir dann? Welche Art der Unterstützung können Gleichaltrige geben? Wann sind Erwachsene die geeigneten Ansprechpartner?«*

*Auch darüber tauschen sich die Teilnehmer aus.*

- *»Manchmal kann oder will man seine negativen Gedanken nicht mit jemand anderem teilen. In einem solchen Fall kann die Trance ›Mein Sorgenbaum‹ Erleichterung verschaffen.«*

Dazu werden die Rahmenbedingungen für eine *Entspannungsübung* geschaffen, die Teilnehmer nehmen eine angenehme Position im Sitzen oder Liegen ein, eventuell wird das Licht gedimmt – eine ruhige Atmosphäre erleichtert die Konzentration auf sich selbst.

**Trance »Mein Sorgenbaum« (Modifikation nach Seemann 2002, S. 142)**

Mach es dir gemütlich, wo immer du jetzt liegst oder sitzt ... ruckel dich ein bisschen zurecht, dass du dich so wohlfühlst wie gerade möglich ... jetzt hast du ein bisschen Zeit nur für dich ...

achte ganz aufmerksam auf das, was du von dieser Übung gut für dich brauchen kannst, und alles, was du nicht brauchen kannst, darfst du einfach überhören und vergessen ...

vielleicht magst du spüren, wie sich deine Bauchdecke beim Atmen hebt und senkt ... und du kannst spüren, dass dein Körper das von ganz alleine macht, und du dich gar nicht darum kümmern musst ... einfach so ...

lass deinen Körper einfach ein wenig ausruhen und schicke deine Gedanken auf die Reise ... in einen kleinen Tagtraum ... der dir bei Sorgen, Grübeleien und schwarzen Gedanken gut helfen kann ...

Mache dich in der Fantasie auf den Weg zu einem Garten, der dir gehört ...

Welcher Weg führt zu deinem Garten? ... Ist es ein breiter sonnenheller Weg oder ein verschlungener geheimnisvoller Pfad? ...

Nun stehst du vor dem Gartentor ... Ist das Tor verschlossen oder ist es offen? Wenn es verschlossen ist, weißt du bestimmt, an welchem Platz der Schlüssel versteckt ist ... nimm ihn aus dem Versteck heraus und schließe die Tür auf ... und schon bist du drin in deinem Garten ... (...)

Viele Wege beginnen hinter dem Gartentor, und du wählst einen Weg, der dir spannend erscheint, und du nimmst dir Zeit, den Garten genau zu erkunden ... Wie ist der Boden, steinig, sandig oder mit Gras und Moos bewachsen? ... Ist die Landschaft flach oder hügelig? ... Welche Blumen, Bäume und Tiere kannst du sehen? ... Und welche bunten Farben gibt es dort zu entdecken? ... Welche Geräusche kannst du hören, sind sie ganz nah oder hörst du sie aus der Ferne? ... Wie riecht es in deinem Garten, kannst du auch deinen Lieblingsduft riechen? ...

Du bist so fasziniert, und es gibt so viel Interessantes zu entdecken, dass du gar nicht bemerkst, dass du plötzlich vor einem Baum stehst ... einem Baum mit einem mächtigen Stamm und vielen starken Äs-ten ... und an den Ästen hängen große Blätter, auffällig geformt, von leuchtender Farbe ... noch während du den Baum betrachtest, fängt er an, mit dir zu sprechen: »Hallo, ich freue mich, dass du mich besuchst. Ich habe schon auf dich gewartet« ... Und du bist ganz erstaunt, dass er deinen Namen kennt: »Weißt du, ich habe auf dich gewartet, vielleicht hast du ja heute ein paar Sorgen mitgebracht, die du loswerden möchtest ... Ich weiß, mit Sorgen ist das manchmal keine leichte Sache ... manchmal weiß man einfach nicht, wem man seine Sorgen anvertrauen kann, oder man hat einfach nicht den Mut, darüber zu sprechen ... Also, es ist gut, dass du heute hier bist ... ich bin, wie du vielleicht schon gesehen hast, ein ganz besonderer Baum ... ich bin ein Sorgenbaum ... Darum bin ich auch so groß und habe ganz starke Äste, die viele Sorgen tragen können ... und außerdem habe ich noch etwas ganz Besonderes an mir, meine Zauberblätter ... schau sie dir ruhig einmal ganz genau an ... und wenn du möchtest, bleibe einen Moment bei mir und lade deine Sorgen bei mir ab, die kleinen und auch die großen ... du kannst die Sorgen mit einem Stift auf meine Zauberblätter schreiben ... oder sie mir erzählen ... ich habe genügend Zeit ... und dann lass dich überraschen, was mit all deinen Sorgen passiert ... mein Freund, der Wind, und ich, wir wissen für viele Probleme eine Lösung.«

(längere Pause)

Wenn du nun Lust hast, deinen Garten weiter zu erkunden, so hast du noch genügend Zeit, um ... auf Entdeckungsreise zu gehen ... du wirst immer wieder Neues und Spannendes entdecken ... du kannst hier alles tun, was dir Spaß macht ...

Nun ist es langsam Zeit, wieder zum Gartentor zurückzukehren. Wo auch immer du jetzt bist, gehe deinen Weg zurück zum Tor ... auf dem Rückweg kommst du noch einmal am Sorgenbaum vorbei ... vielleicht schaust du nach, was mit deinen Sorgen passiert ist ... vielleicht steht auf den Zauberblättern eine Nachricht für dich ... möchtest du dem Baum noch etwas erzählen?

Dann verabschiede dich von ihm mit dem Wissen, dass du jederzeit, wann immer du einen guten und verschwiegenen Zuhörer und Ratgeber brauchst, einfach in Gedanken zu deinem Baum zurückkehren kannst.

Wenn du am Gartentor angekommen bist ... schließe das Tor wieder gut ab ... und verstecke den Schlüssel wieder an dem geheimen Platz ...

und dann kannst du wieder in deinem ganz eigenen Tempo ... so wie es für dich passt ... mit deinen Gedanken wieder zurückkommen ... in diesen Tag ... in diesen Raum ... an diesen Ort, wo du jetzt liegst oder sitzt ... kannst erst einmal Finger und Zehen bewegen ... dann Arme und Beine strecken ... ein paar ganz tiefe Atemzüge nehmen ... erst ganz zum Schluss die Augen aufmachen ...

wieder ganz wach werden und erleichtert und froh in die nächste Zeit gehen.

Die Einheit endet mit einem kurzen *Feedback*.

Die Teilnehmer erhalten ein *Arbeitsblatt* (Abb. 19), auf dem sie die wichtigsten Inhalte und Ideen in einer eigenen Formulierung festhalten können, und ein *Schmerztagebuch* (Abb. 20), in dem sie in der Folge zusätzlich hilfreiche Gedanken protokollieren können.

### 2.5.5 Einheit 5: »Mut tut gut!«

#### Inhalte

- Stärken und Schwächen als Bestandteile einer gesunden Persönlichkeit
- Akzeptanz und Utilisierung von Schwächen
- Stärkung des Selbstbewusstseins durch Vergegenwärtigung der eigenen Stärken
- Eventuell Rollenspiele

#### Methoden

Die Sitzung beginnt mit einem kurzen *Rückblick auf die vergangene Woche* und deren Erlebnisse. Dabei sind vor allem folgende Fragen interessant:

## 4. Kurseinheit: Gute Gedanken machen das Leben leichter

Aus dem Teufelskreis der Sorgen und negativen Gefühle kannst du mithilfe der Gedankenstopp-Technik aussteigen.

Dafür brauchst du möglichst viele gute, hilfreiche, positive Gedanken und Vorstellungen.

➔ Sammle auf der Rückseite dieses Blatts diejenigen hilfreichen Gedanken und inneren Bilder, die du am besten brauchen kannst und die dir helfen, aus dem Teufelskreis der negativen Gedanken und Gefühle herauszukommen:

**Die Gedankenstopp-Technik:**

Nimm einige deiner hilfreichsten positiven Gedanken.

Stoppe die negativen Gedanken mit dem Gedankenstopp: Rufe ein lautes inneres »Stopp!«, stelle dir dazu dein ganz eigenes Stoppschild vor und mache eine abwehrende Handbewegung!

Denke jetzt ganz bewusst deine hilfreichen positiven Gedanken! Achte auf die Erleichterung und die guten Gefühle, die du dann spüren kannst – freue dich darüber!

Von der heutigen Stunde ist mir wichtig:

-------------------------------------------------------------------
-------------------------------------------------------------------
-------------------------------------------------------------------
-------------------------------------------------------------------
-------------------------------------------------------------------

Folgendes werde ich ausprobieren:

-------------------------------------------------------------------
-------------------------------------------------------------------
-------------------------------------------------------------------

*Abb. 19: Arbeitsblatt 4 – Gute Gedanken machen das Leben leichter*

- *»Wie bist du in der vergangenen Woche mit Sorgen und negativen Gedanken umgegangen? Wann hast du den Gedankenstopp genutzt? Welche Gedanken waren dann hilfreich? Mit wem hast du über deine Sorgen gesprochen? Wann und wie konntest du den Sorgenbaum nutzen? Was hat sich dadurch für dich verän-*

## Schmerz- und Erfolgstagebuch von ...

| WOCHE vom .......... bis .............. | MONTAG | DIENSTAG | MITTWOCH | DONNERSTAG | FREITAG | SAMSTAG | SONNTAG |
|---|---|---|---|---|---|---|---|
| Wie gut hast du dich heute allgemein gefühlt? (Note 1–6) | | | | | | | |
| Wann und bei welchen Tätigkeiten hast du dich heute so richtig wohlgefühlt? | | | | | | | |
| Wodurch hast du auf deinen »richtigen« Rhythmus geachtet, d. h. für Abwechslung gesorgt? | | | | | | | |
| Womit hast du die Stresswaage in die Balance gebracht? | | | | | | | |
| Welche positiven Gedanken waren heute hilfreich? | | | | | | | |
| **Bei Schmerzen:** Wie stark waren die Schmerzen? | 1-2-3-4-5-6-7-8-9-10 | 1-2-3-4-5-6-7-8-9-10 | 1-2-3-4-5-6-7-8-9-10 | 1-2-3-4-5-6-7-8-9-10 | 1-2-3-4-5-6-7-8-9-10 | 1-2-3-4-5-6-7-8-9-10 | 1-2-3-4-5-6-7-8-9-10 |
| Wie lang haben sie gedauert? *(Bsp.: 7:30–11 Uhr, 14–15 Uhr)* | | | | | | | |
| Hast du deswegen in der Schule gefehlt (ganz oder ein paar Stunden?); wie lange? | | | | | | | |
| Was hast du gegen die Schmerzen unternommen. Welche Strategie? | | | | | | | |
| Um wie viel wurden die Schmerzen dadurch besser? (z. B. von 6 auf 4 → »–2« | | | | | | | |
| ✓ Geschafft! | | | | | | | |

*Abb. 20: Schmerz- und Erfolgstagebuch 4*

*dert? Was hättest du anders oder noch besser machen können? Welche Ideen haben die anderen dazu?«*

Nach dem *Einsammeln der Schmerztagebücher* folgt eine kurze Besprechung der Fragen:

- *»Welche Beobachtungen konntest du zu deinen Schmerzen machen? Was tut dir gut, wenn du Schmerzen hast? Was lindert? Was beugt vor?«*

Jeden (noch so kleinen) Erfolg sollte man entsprechend würdigen und durch eine positive Vorhersage verstärken.

Außerdem gibt es eine kurze *Orientierung am angestrebten Ziel*:

- *»Was hast du schon erreicht? Was ist dann der nächste Schritt?«*

Nach einer kurzen Wiederholung des letzten Stundenthemas folgt die Einführung in das *heutige Stundenthema*:

(Das Bewusstsein eigener Stärken und Schwächen, die Tiefe der Reflexion und Auseinandersetzung damit hängt stark vom Alter und dem Entwicklungsstand ab. Aus diesem Grund werden im Folgenden verschiedene Methoden vorgestellt, aus denen Sie auswählen können.)

- *»Eine ganz besondere Art von negativen Gedanken ist die Beschäftigung mit den eigenen Schwächen. Zum Beispiel denken manche Menschen, sie wären nicht schön genug, nicht schlank genug oder nicht schlau genug. Was passiert dann, wenn sie mit anderen zusammenkommen, die scheinbar viel schöner, schlanker oder schlauer sind? ... Sie sind innerlich ganz konzentriert auf ihre vermeintliche Schwäche, sie schämen sich und sind deshalb gehemmt, trauen sich nicht nach vorne oder trauen sich nicht, ihre eigene Meinung zu äußern. Dadurch entstehen eine Menge schlechter Gefühle und weiterer negativer Gedanken. Hast du auch schon einmal etwas Ähnliches erlebt?«*
- *»Wenn es dann ganz schlimm kommt, kann der Schlamassel so groß werden, dass sich das Schmerztor öffnet und damit deutlich zeigt, dass die Grenze des Erträglichen erreicht ist.«*
- *»Umgekehrt kennst du sicher aber auch Situationen, in denen du genau gewusst hast, dass du etwas ganz besonders gut kannst. Wie*

*hast du dich da gefühlt? Welche Gedanken sind dir durch den Kopf gegangen und was hast du dann getan?«*
- *»Die Gedanken an unsere Stärken machen uns also stark, die Gedanken an unsere Schwächen machen uns normalerweise eher schwach.«*

Zur Demonstration kann man hier eine Form des »*Kinesiologischen Muskeltests*« durchführen: Eine freiwillige Testperson wird dazu gebeten, im Stehen den (dominanten) Arm auszustrecken. Mit dem Hinweis, es gehe darum, die Kraft zu messen, drückt der Therapeut den ausgestreckten Arm nach unten und registriert dabei den Gegendruck. Im nächsten Durchgang bittet er die Testperson, sich eine Situation vorzustellen, in der sie sich blamiert oder geschämt hat, in der also ihre Schwäche offensichtlich geworden ist. Dann misst der Therapeut wiederum die Kraft, indem er den ausgestreckten Arm nach unten drückt. In der Regel ist hier meist eine deutliche Schwächung zu spüren. Im letzten Durchgang wird die Kraft im ausgestreckten Arm gemessen, nachdem sich die Testperson an einen fulminanten Erfolg erinnert hat, den sie einer ihrer Stärken zu verdanken hat. Meist zeigt sich jetzt eine starke Kraft, d. h. ein deutlicher Widerstand gegen das Herabdrücken des Armes.[4]

- *»Schwächen und Stärken gehören aber beide zu unserer Persönlichkeit. Wie wäre eine Person, die keine einzige Schwäche hat? Es geht nun also darum, mit den eigenen Schwächen so umzugehen, dass sie einen so wenig wie möglich belasten und im Leben behindern.«*

Jüngere Kinder spielen an dieser Stelle gern das »Ich-bin-okay-Spiel«: Jeder Teilnehmer spricht zunächst den Satz »Ich bin okay, weil ich …« und nennt dabei eine individuelle Stärke. Darauf folgt der Satz »Ich bin okay, obwohl ich …«. Dabei nennt der Teilnehmer nun eine Schwäche oder einen Fehler. Auf diese Weise können Sie in einer Gruppe mehrere Runden mit immer wieder wechselnden Sätzen durchführen. Die Sätze sollten mit Bewusstsein und mit aufrechter Körperhaltung laut und deutlich gesprochen werden.

---

4 Herzlichen Dank an Ortwin Meiss, von dem diese Übung zur Veranschaulichung stammt. Sie sollte natürlich nur an Personen demonstriert werden, die keine Verletzungen im Schulter- oder Armbereich haben.

- *»Wie fühlt es sich an, so über die Schwäche zu sprechen? Welchen Einfluss hat die Körperhaltung darauf?«*
- *»Du darfst dir auch im Alltag immer wieder klar machen: Ich bin okay mit all meinen Stärken und Schwächen, sie machen mich schließlich zu einem ganz besonderen Menschen. Du kannst also lernen, an deine Schwächen zu denken und dich dabei trotzdem stark und mutig zu fühlen.«*

Jugendliche kann man dazu auffordern, ihre Stärken und Schwächen einmal aus einer neuen Perspektive zu betrachten:

- *»Alle menschlichen Eigenschaften haben eine Sonnen- und eine Schattenseite. Es geht darum, diese jeweils auch zu entdecken. Eine bestimmte Stärke ist schließlich nicht für alle Anforderungen brauchbar. Wenn du z. B. an Asterix und Obelix denkst: Beide haben ganz spezielle Fähigkeiten, die ihnen die Lösung einiger Probleme ermöglichen. Beide haben aber auch ihre Schwächen, die sie manchmal sogar mit Gewinn einsetzen. Welche Episoden oder Geschichten von Asterix, Obelix, Julius Cäsar und all den anderen Figuren fallen dir dazu ein?«*

Hier können Sie natürlich ebenso auf andere populäre Gestalten aus Comics, aktuellen Filmen, TV-Serien (z. B. »die Simpsons«) oder der Literatur Bezug nehmen.

- *»Haben dir deine Schwächen irgendwann vielleicht sogar einmal geholfen? War es in einer bestimmten Situation von Vorteil, diese Schwäche zu haben? Könntest du vielleicht deine Schwäche in Zukunft auch einmal ganz bewusst dazu einsetzen, einen Vorteil zu erlangen? Hat dir andererseits eine deiner Stärken schon einmal einen Nachteil gebracht? Ist es in einer bestimmten Situation günstiger, diese Stärke zu verbergen?«*

**Zoe**, ein ausgesprochen hübsches und sehr intelligentes 17-jähriges Mädchen mit blonden Locken erzählt: »Wenn bei meinem Fahrrad etwas kaputtgeht, bitte ich einen Jungen aus der Nachbarschaft um Hilfe. Ich stelle mich ganz ›blond‹ und lächle hilflos-süß …«

- *»Wir sprechen von ›Selbstbewusstsein‹ und meinen damit meist die Eigenschaft, aufrecht, mutig und mit Klarheit handeln zu können. ›Selbstbewusst‹ heißt im Wortsinn, sich seiner selbst, also all seiner Eigenschaften und Persönlichkeitszüge bewusst zu sein, diese genau zu kennen. Wer sich selbst gut kennt, der weiß, wie er Stärken und Schwächen so einsetzen kann, dass sie ihm am meisten nutzen. Er oder sie geht dann im wahrsten Sinne des Wortes ›selbstbewusst‹ durchs Leben.«*
- *»In schwierigen oder peinlichen Situationen brauchen wir vor allem die Erinnerung an alle unsere Stärken. Das hilft uns, gute Ideen zu entwickeln und mit Bestimmtheit zu handeln. Die folgende Übung zeigt, wie das Selbstbewusstsein, die innere Stärke aktiviert werden kann.«*

**Trance »Die innere Stärke«**

Mach es dir im Sitzen gemütlich ... so kannst du leichter deine innere Stärke spüren ...

... und wieder einmal darfst du deine Gedanken auf die Reise schicken ...

... die Augen schließen ...

... und in deinem Inneren an einen ganz angenehmen, schönen Ort gehen ... und kannst dich dort, an diesem Ort, erst einmal gut einrichten: sehen, was es zu sehen gibt, hören, was es zu hören gibt ... alles spüren, was jetzt guttut ... so, wie du es jetzt am besten brauchen kannst ...

... und du kennst das bestimmt: Wenn man es sich an einem Ort so richtig gut gehen lässt, dann fängt man einfach an zu träumen ...

sich zu erinnern an schöne Situationen ... wo dir etwas gut gelungen ist ...

wo du dich ganz stark gefühlt hast ...

wo sie sich richtig zeigen durften: deine Stärken ...

jeder Mensch hat sie in sich: die Stärken ...

daran zu denken macht uns stark ...

... deshalb kannst du in der nächsten Minute die Erinnerungen daran einfach so kommen lassen ... sie sind wie Brücken zu deiner inneren

Stärke ... sodass du sie immer deutlicher spüren kannst ...

vielleicht fühlt sie sich an wie ein besonders energiegeladener Zustand ...

... oder wie eine gute Unterstützung ...

... oder wie jemand, der dir Mut und Kraft gibt ...

(Pause)

Manche Indianer oder andere naturverbundene Völker glauben, dass jeder Mensch sein ganz eigenes Kraftwesen hat, das ihm zur Seite steht ...

und auch du darfst dir vorstellen, du hättest einen solchen inneren Helfer, ein solches Kraftwesen, das diesen guten Zustand der inneren Stärke fördert und schützt ...

Wie sieht es aus? ... Hat es einen Namen? ... Kennst du es vielleicht aus einem Buch oder einer Geschichte? (Zum Beispiel ein Schutzengel, das Sams, Lukas der Lokomotivführer, eine Figur aus der aktuellen Jugend- oder Fantasyliteratur, die weise alte Frau/der weise alte Mann aus der Sagenwelt ...)

Und du kannst dir vorstellen, dass dein Kraftwesen immer bei dir ist ...

Wo sollte es sich dann aufhalten, damit es dich am besten unterstützen kann? Hinter dir ... vor dir ... neben dir ... in dir ... wo auch immer ...

Und wo spürst du dann die Stärkung? ... im Kopf, im Bauch, in der Brust ... wo?

Wie fühlt es sich an, so unterstützt zu sein?

Welche Gedanken und Ideen tauchen dann auf?

Welche besondere Art von Mut ... oder Hoffnung ... oder Zuversicht ... oder ...

(Pause)

Du kannst eine Handbewegung verabreden mit deinem Kraftwesen: Wann immer du die innere Stärke brauchst und diese Handbewegung machst, wird dein Kraftwesen aktiv und schenkt dir Kraft, Stärke und Selbstbewusstsein. Probiere diese Handbewegung jetzt einmal aus ... schon kannst du die Stärke gut spüren ...

(Pause)

Und jetzt kannst du an eine Situation denken, die schwierig für dich ist ... wo du etwas mehr innere Stärke und Kraft gut brauchen könntest ...

und du kannst dir jetzt ausmalen, wie du deine innere Stärke aktivierst durch die Handbewegung und wie dein Kraftwesen für dich da ist ...

und wie du diese Situation dann bestehst ...

du kannst deine innere Stärke gut spüren ... sie ist ganz deutlich da ... dein Kraftwesen unterstützt dich ...

du merkst, wie schwierig die Situation ist ...

und du spürst, wie du diese Situation jetzt ganz anders erleben kannst ... zusammen mit deiner inneren Stärke:

Du hast ganz andere, positive Gedanken ... neue Ideen ... du fühlst viel mehr Mut ...

und kannst so eine ganz neue, eine gute Erfahrung in dieser schwierigen Situation machen.

Du kannst spüren: Du hast die innere Stärke immer dabei, du brauchst sie nur aktiv werden zu lassen durch deine ganz spezielle Handbewegung ...

(Pause)

Und mit dem sicheren Wissen, dass du immer ganz selbstbewusst und stark durchs Leben gehen darfst ...

verabschiede dich jetzt, für den Moment, von deinem Kraftwesen ...

verabschiede dich für jetzt, für den Moment, von deinem schönen Ort,

und dann kannst du wieder in deinem ganz eigenen Tempo ... so wie es für dich passt ... mit deinen Gedanken wieder zurückkommen ... in diesen Tag ... in diesen Raum ... an diesen Ort, wo du jetzt liegst oder sitzt ... kannst erst einmal Finger und Zehen bewegen ... dann Arme und Beine strecken ... ein paar ganz tiefe Atemzüge nehmen ... erst ganz zum Schluss die Augen aufmachen ...

und wieder ganz wach werden mit der Sicherheit, dass du von jetzt an immer gut gestärkt und mutig durchs Leben gehen kannst.

Jüngere Kinder können eventuell besser von der Trance »Mein Mut-Tier« (Seemann 2002, S. 155) profitieren:

**Trance »Mein Mut-Tier« (Modifikation nach Seemann 2002, S. 155)**

Mach es dir gemütlich im Sitzen – so kannst du leichter deinen Mut spüren ... ruckel dich ein bisschen zurecht, dass du dich so wohlfühlst wie gerade möglich ... jetzt hast du ein bisschen Zeit nur für dich ...

achte ganz aufmerksam auf das, was du von dieser Übung gut für dich brauchen kannst, und alles, was du nicht brauchen kannst, darfst du einfach überhören und vergessen ...

vielleicht magst du spüren, wie sich deine Bauchdecke beim Atmen hebt und senkt ... und du kannst spüren, dass dein Körper das von ganz alleine macht, und du dich gar nicht darum kümmern musst ... einfach so ...

und so kann dein Körper noch viel mehr ganz von alleine richtig machen ... lass ihn einfach ein wenig ausruhen und schicke deine Gedanken auf die Reise ...

und ich lade dich ein zu einer Reise in dein Inneres ...

Gehe mit deiner Aufmerksamkeit an einen angenehmen Ort, richte es dir dort gut ein, so wie du es heute für dich am besten gebrauchen kannst, damit es dir gut geht, du dich wohlfühlst ...

Schau einmal von deinem angenehmen Ort aus in die Ferne, rufe nach einem Mut-Tier, das zu dir kommen möchte, um dir zu helfen ... dann siehst du ein Tier ... es kommt auf dich zu, je näher es kommt, desto deutlicher kannst du es sehen ... und du merkst, es ist dir wohlgesinnt ... Nun steht es mit ein bisschen Abstand und doch nah genug, dass du es deutlich vor dir sehen kannst ... du schaust es an und nimmst dir Zeit, um dich mit ihm vertraut zu machen ...

Wie sieht dein Mut-Tier aus? Ist es groß oder eher klein? Welche Farbe hat sein Fell, seine Haut, seine Federn? ... Gibt es Laute von sich? ... Wie klingt seine Stimme? ... Hat es einen Geruch? ...

Nachdem du dir dein Mut-Tier genau angesehen hast, schaust du ihm ins Gesicht, in die Augen, die dich freundlich anblicken ... und du fragst es nach seinem Namen ... Und vielleicht möchtest du noch mehr wissen ... wo es lebt, was es frisst, was es braucht, damit es ihm gut geht, und es gibt sicher noch vieles mehr, was du mit deinem Mut-Tier besprechen möchtest ...

Und dann frage es, ob du es einmal berühren darfst ... wie fühlt es sich an? ... Ist es weich und warm? Ist es glatt oder rau? ... Und nun achte einmal darauf: In dem Moment, in dem du dein Mut-Tier berührst, wirst du fühlen, dass ganz viel Mut in dir ist.

Wo fühlst du den Mut in deinem Körper? ... Hat dein Mut in deinem Körper einen bestimmten Platz?

Bitte nun dein Mut-Tier, neben dir stehen zu bleiben, während du dir eine schwierige Situation vorstellst, eine Situation, die du schon erlebt hast, oder eine Situation, die noch vor dir liegt, in der du ein bisschen mehr Mut gut gebrauchen könntest ...

Du merkst, wie schwierig die Situation für dich ist, aber dieses Mal begleitet dich dein Mut-Tier, es ist bei dir, es beschützt dich und gibt dir Mut und Kraft ... du weißt ja, wenn es schwierig wird, berührst du einfach dein Mut-Tier, und genau in diesem Moment spürst du, dass du genügend Mut in dir hast ... und wie du jetzt die schwierige Situation mutig und leicht schaffst ...

Dann verabschiede dich von deinem Mut-Tier ... und dann bitte dein Mut-Tier, dass es dir auch künftig hilft, wann immer du Mut brauchst ... vereinbare mit ihm ein geheimes Rufzeichen, sodass du es künftig jederzeit rufen kannst, damit es sofort zu dir kommt, um dir zur Seite zu stehen ...

Nun lasse dein Mut-Tier in sein Versteck zurückkehren ... und verabschiede dich von deinem angenehmen Ort ...

Und dann kannst du wieder in deinem ganz eigenen Tempo ... so wie es für dich passt ... hierher zurückreisen ... in diesen Tag ... in diesen Raum ... an diesen Ort, wo du jetzt sitzt ... kannst erst einmal Finger und Zehen bewegen ... dann Arme und Beine strecken ... ein paar ganz tiefe Atemzüge nehmen ... erst ganz zum Schluss die Augen aufmachen ...

und gestärkt wieder ganz wach werden in dem Wissen, dass du von heute an ganz mutig durchs Leben gehen kannst.

In einer *Feedback-Runde* werden die Erfahrungen mit dieser Übung besprochen:

- *»Wo im Körper konntest du die Stärke am intensivsten spüren? Wie sieht dein Kraftwesen/Mut-Tier aus? Auf welche Art und Weise konnte es dich unterstützen? Wie hat sich dadurch deine Wahrnehmung der schwierigen Situation verändert? Welches neue Verhalten konntest du dadurch entwickeln?«*

- *»Wie wirkt sich das Gefühl der inneren Stärke/des Muts auf Körperhaltung, Mimik, Blickkontakt und die Wortwahl aus? Woran können andere erkennen, dass man sich selbstsicher, also innerlich stark fühlt?«*

Für jüngere Kinder kann man daraus ein *Pantomime-Ratespiel* gestalten: Ein Teilnehmer stellt schweigend pantomimisch eine bestimmte Emotion (z. B. Freude, Stolz, Traurigkeit, Wut, Schüchternheit ...) dar. Die anderen müssen zum einen den Namen dieses Gefühls erraten, zum anderen erkennen, ob dieses auch mit einer Wahrnehmung der inneren Stärke einhergeht.

Hier wird besonders Wert auf eine aufrechte selbstbewusste Körperhaltung gelegt. Diese ist nicht nur ein Effekt der inneren Stärke, sondern kann diese, ebenso wie die in der Trance gefundene Handbewegung, auch triggern. Sehr gut illustriert das ein Cartoon von Charles M. Schulz:

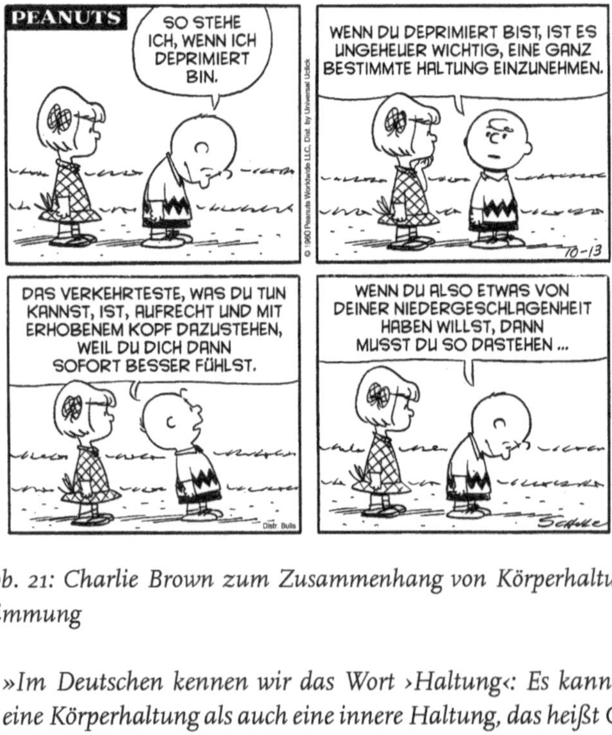
PEANUTS
SO STEHE ICH, WENN ICH DEPRIMIERT BIN.
WENN DU DEPRIMIERT BIST, IST ES UNGEHEUER WICHTIG, EINE GANZ BESTIMMTE HALTUNG EINZUNEHMEN.
DAS VERKEHRTESTE, WAS DU TUN KANNST, IST, AUFRECHT UND MIT ERHOBENEM KOPF DAZUSTEHEN, WEIL DU DICH DANN SOFORT BESSER FÜHLST.
WENN DU ALSO ETWAS VON DEINER NIEDERGESCHLAGENHEIT HABEN WILLST, DANN MUSST DU SO DASTEHEN ...

*Abb. 21: Charlie Brown zum Zusammenhang von Körperhaltung und Stimmung*

- *»Im Deutschen kennen wir das Wort ›Haltung‹: Es kann sowohl eine Körperhaltung als auch eine innere Haltung, das heißt Gefühle, Einstellungen und dazugehörige Gedanken bezeichnen. Dieses Wort* *drückt genau aus, was der Comic zeigt: Unsere Körperhaltung beeinflusst das innere Erleben.«*

Hier können sich kleine Übungen anschließen, in denen die Gruppe mit verschiedenen Körperhaltungen und deren Wirkung auf das innere Erleben experimentiert.

*Rollenspiele* dienen dazu, das Aktivieren der inneren Stärke in schwierigen sozialen Situationen einzuüben. Dazu sammeln die Teilnehmer verschiedene Gelegenheiten, in denen ihnen selbstsicheres Handeln wichtig wäre. In kurzen Sequenzen wird dieses dann erprobt. Dabei sollten die Rollenspieler vor allem auf ihre innere Stärke fokussieren, während die Beobachter die Merkmale selbstsicheren Verhaltens in Mimik, Gestik, Haltung und Sprache registrieren.

**Timo** (12 Jahre) möchte seinem Freund keine Spiele für die Playstation mehr leihen, weil dieser sie immer viel zu lange behält.

**Samara** (16 Jahre alt) übt ihr Verhalten bei einem Referat.

- *»Je häufiger es dir gelingt, deine innere Stärke zu aktivieren und damit selbstsicher zu handeln, desto leichter wird es dir von Mal zu Mal fallen. Du wirst feststellen, dass du immer mutiger wirst. Durch diese Erfahrungen entwickelt sich auch deine innere Stärke weiter. So wird es dir immer leichter gelingen, gelassen und selbstsicher in schwierigen Situationen zu reagieren, und das Schmerztor kann geschlossen bleiben.«*

Die Einheit endet mit einem kurzen *Feedback.*

Die Teilnehmer erhalten ein *Arbeitsblatt* (Abb. 22), auf dem sie die wichtigsten Inhalte und Ideen in einer eigenen Formulierung festhalten können, und ein *Schmerztagebuch* (Abb. 23), in dem sie in der Folge zusätzlich selbstwertstärkende Erlebnisse protokollieren können.

Jüngere Kinder erhalten zusätzlich den Auftrag, ihr inneres Kraftwesen zu malen. Die Älteren werden aufgefordert, einen Gegenstand zu suchen, der sie im Alltag immer wieder an ihre innere Stärke erinnert, und diesen an einem gut sichtbaren Ort in ihrem Zimmer oder im Federmäppchen zu platzieren.

## 5. Kurseinheit: Mut tut gut!

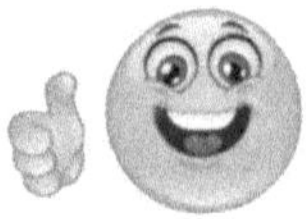

Du kannst lernen, dich mit deinen Stärken und Schwächen zu mögen. Sie machen dich schließlich einzigartig.

Die Erinnerung an deine Stärken und an all das, was du schon geschafft hast, macht dich innerlich stark.

➔ **Überlege dir deshalb jeden Abend:**

✓ Was ist mir heute gut gelungen?
✓ Worauf kann ich heute (ein bisschen) stolz sein?

So kannst du lernen, deinen Mut und deine innere Stärke immer wieder zu spüren. Schwierige Situationen lassen sich mithilfe der inneren Stärke viel leichter schaffen.

Von der heutigen Stunde ist mir wichtig:

----------------------------------------
----------------------------------------
----------------------------------------
----------------------------------------
----------------------------------------

Folgendes werde ich ausprobieren:

----------------------------------------
----------------------------------------
----------------------------------------
----------------------------------------

*Abb. 22: Arbeitsblatt 5 – Mut tut gut!*

### 2.5.6 Einheit 6: »Schmerz lass nach!«

#### Inhalte

- Techniken der Schmerzbewältigung durch Ablenkung
- Zusammenfassung der Inhalte/Feedback/Ausblick

#### Methoden

Die Sitzung beginnt mit einem kurzen *Rückblick auf die vergangene Woche* und deren Erlebnisse. Dabei sind vor allem folgende Fragen interessant:

**Schmerz- und Erfolgstagebuch von …**

| WOCHE vom .......... bis .............. | MONTAG | DIENSTAG | MITTWOCH | DONNERSTAG | FREITAG | SAMSTAG | SONNTAG |
|---|---|---|---|---|---|---|---|
| Wie gut hast du dich heute allgemein gefühlt? (Note 1–6) | | | | | | | |
| Bei welchen Tätigkeiten hast du dich heute so richtig wohlgefühlt? | | | | | | | |
| Wodurch hast du auf deinen »richtigen« Rhythmus geachtet, d. h. für Abwechslung gesorgt? | | | | | | | |
| Womit hast du die Stresswaage in die Balance gebracht? | | | | | | | |
| Welche positiven Gedanken waren heute hilfreich? | | | | | | | |
| Was ist dir heute gut gelungen? Worauf kannst du stolz sein? | | | | | | | |
| **Bei Schmerzen:** Wie stark waren die Schmerzen? | 1-2-3-4-5-6-7-8-9-10 | 1-2-3-4-5-6-7-8-9-10 | 1-2-3-4-5-6-7-8-9-10 | 1-2-3-4-5-6-7-8-9-10 | 1-2-3-4-5-6-7-8-9-10 | 1-2-3-4-5-6-7-8-9-10 | 1-2-3-4-5-6-7-8-9-10 |
| Wie lang haben sie gedauert? *(Bsp.: 7:30–11 Uhr, 14–15 Uhr)* | | | | | | | |
| Hast du deswegen in der Schule gefehlt (ganz oder ein paar Stunden?); wie lange? | | | | | | | |
| Was hast du gegen die Schmerzen unternommen. Welche Strategie? | | | | | | | |
| Um wie viel wurden die Schmerzen dadurch besser? (z. B. von 6 auf 4 → »–2« | | | | | | | |
| ✓ Geschafft! | | | | | | | |

*Abb. 23: Schmerz- und Erfolgstagebuch*

- *»Wann konntest du in der vergangenen Woche deine innere Stärke erproben? Was hat sich dadurch verändert? Wie hast du die Vorstellung deines inneren Kraftwesens eingesetzt? Was ist dir in den letzten Tagen gut gelungen, worauf konntest du stolz sein? Was hast du dazu in deinem Tagebuch notiert?«*

Hier sollte unbedingt noch einmal betont werden, dass es bei der abendlichen Reflexion nicht um aufsehenerregende Leistungen geht, sondern dass man alles registrieren darf, was im Alltag gut, also ohne Probleme gelaufen ist.

- »Welche Gefühle hast du, wenn du dich an so vieles erinnerst, was du an einem normalen Tag einfach so geschafft hast? Welche Auswirkungen hat das auf deine innere Stärke?«

Nach dem *Einsammeln der Schmerztagebücher* werden folgende Fragen kurz besprochen:

- *»Welche Beobachtungen konntest du zu deinen Schmerzen machen? Was tut dir gut, wenn du Schmerzen hast? Was lindert? Was beugt vor?«*

Jeden (noch so kleinen) Erfolg sollte man entsprechend würdigen und durch eine positive Vorhersage verstärken.

Nach einer kurzen Wiederholung des letzten Stundenthemas folgt die *Einführung in das heutige Stundenthema*:

- *»Heute wollen wir uns mit einem Wirkfaktor auf das Schmerztor beschäftigen, der vor allem dann wichtig ist, wenn du bereits Schmerzen hast: die Konzentration auf den Schmerz.«*

An dieser Stelle sollten Sie explizit darauf hinweisen, dass die adäquate Reaktion auf eine akute Migräneattacke die »passive« Bewältigung, also Rückzug, Ruhe, Hinlegen und Schlafen, darstellt. Viele Migränekinder leiden aber zusätzlich auch unter Spannungskopfschmerzen. Sie können die unten dargebotenen Ablenkungsstrategien also dafür oder als mögliche Stressbewältigung nutzen.

- *»Du kennst bestimmt viele Situationen, in denen du dich stark konzentrierst: wenn du ein spannendes Buch liest, ein fesselndes*

*Computerspiel spielst oder auch manchmal in der Schule. In den Momenten, in denen du völlig konzentriert bist, scheint für dich nur noch eine Sache zu existieren, alles andere blendest du völlig aus. Diese stark gebündelte Aufmerksamkeit kann man vergleichen mit dem Scheinwerferspot, wie du ihn vielleicht aus dem Zirkus kennst. Alles, was im Licht steht, ist fast überdeutlich vorhanden, während die Umgebung im Dunklen ganz vergessen werden kann. Bei welchen Gelegenheiten warst du schon einmal so konzentriert, dass alles andere in den Hintergrund getreten ist?«*

Um zu veranschaulichen, wie man die Aufmerksamkeit steuern und einengen kann, eignen sich sehr gut »*Kim-Spiele*«: Verdeckte Gegenstände müssen allein durch Ertasten erraten werden. Sowohl Kinder als auch Jugendliche machen gern mit beim »*Gummibärchen-Raten*«: Jeder bekommt ein Gummibärchen auf die Zunge gelegt und hat die Aufgabe, Farbe und Form zu erraten.

Mit jüngeren Kindern kann man dann mithilfe einer *Taschenlampe* zum Konzept der Aufmerksamkeit experimentieren. Dazu werden verschiedene aufmerksamkeitsbindende Tätigkeiten zusammen mit möglichen Ablenkungen auf einem Plakat notiert. Mit der Taschenlampe demonstriert man dann das Prinzip der Fokussierung: Die Konzentration auf eine bestimmte Beschäftigung lässt andere Reize im Dunklen. Der Fokus lässt sich jedoch verschieben, wenn anderes wichtiger wird (nach Denecke u. Kröner-Herwig 2000, S. 56).

Mit Älteren kann man stattdessen auf der Basis persönlicher Erfahrungen über die Effekte der Fokussierung sprechen.

- *»Wenn wir uns stark auf die Schmerzen konzentrieren, geschieht genau das Gleiche: Die Schmerzen treten ganz in den Vordergrund, während alles andere an Bedeutung verliert. Gleichzeitig treten fast automatisch negative Gedanken und Gefühle auf, das Ganze erzeugt auch noch immensen Stress. So geht das Schmerztor immer weiter und weiter auf, und du solltest schnell etwas daran ändern. Denn auch von Schmerzen kannst du dich durch geeignete Aktivitäten oder Gedanken ablenken, du kannst den Aufmerksamkeitsspot auf anderes richten. Welche Erfahrungen hast du schon damit gemacht? Welche Ablenkungen haben dir gut geholfen? Was hast du damit bewirkt?«*

Erstellen Sie eine Liste angenehmer Tätigkeiten und hilfreicher Ablenkungsstrategien, auf die die Teilnehmer dann im »Notfall« zurückgreifen können.

> **Jan** (14 Jahre alt) kann sich am besten durch Computerspiele ablenken. Er ist dann völlig ins Spielen versunken und vergisst alles um sich herum.

Jugendliche führen immer wieder diese Ablenkungsstrategie an. Tatsächlich erfordern Computerspiele eine hohe Fokussierung, und die Schmerzen sind in dieser Zeit ausgeblendet. Andererseits geht gebanntes Spielen am PC oder Tablet in der Regel auch mit einer erhöhten körperlichen Anspannung einher, manchmal sind die Schmerzen dann nachher schlimmer als vorher. In der Regel schätzen auch die Eltern diese Ablenkstrategie nicht: Sie erkennen den hohen Suchtfaktor von PC-Spielen und fürchten eine Vernachlässigung der sozialen Kontakte. Mit den Jugendlichen muss man also an dieser Stelle diskutieren, ob, inwiefern und in welchem Ausmaß Computerspiele hilfreich sind und welche alternativen Ablenkstrategien sie zur Verfügung haben. Besonders nutzbringend sind die Techniken, die ohne Hilfsmittel auskommen und allgemein aktivierend wirken.

Als zusätzliche kognitive Strategie wird das *Ablenkungs-ABC* eingeführt: Dabei sucht man für einen bestimmten Themenkreis (Automarken, Tiernamen, Musikinterpreten, Gegenstände im Haushalt ...) eine Reihe von Vertretern, deren Anfangsbuchstaben dem Alphabet gehorchen (*A*udi, *B*MW, *C*itroën, ...). Um den Schwierigkeitsgrad und damit auch die Bindung der Aufmerksamkeit zu erhöhen, lässt sich das Ablenkungs-ABC auch in einer Fremdsprache durchführen, es kann alternierend mit den Begriffen vor- oder rückwärts gezählt oder durch Imaginationen ergänzt werden. Dobe (2013, S. 99) stellt die Technik des Ablenkungs-ABCs in vier verschiedenen Komplexitätsgraden vor. Seiner Erfahrung nach ist die beliebteste Technik die des Musik-Videos, bei welchem in alphabetischer Reihenfolge zum Pop-Song die dazugehörigen Videoclips imaginiert werden.

Gerade Ältere finden gern ein Ablenkungs-ABC zur Frage »Was in meinem Leben ist wichtiger als der Schmerz?« Hier geht der Effekt noch über die reine Ablenkung hinaus. Dies regt die Jugendlichen auch zur Reflexion ihrer Werte an und dazu, die Bedeutung ihrer Schmerzen zu relativieren.

Zum Kennenlernen dieser Methode werden ein paar unterschiedliche Versionen des Ablenkungs-ABCs durchgespielt.

- *»Auch bei der Wahrnehmung des eigenen Körpers kann die Verschiebung des Aufmerksamkeitsfokus hilfreich sein. In der Regel schmerzt nur ein begrenzter (kleiner) Teil des Körpers, während es einem größeren Teil gut geht. Dieser Wohlfühlbereich kann mithilfe der folgenden Trance immer intensiver wahrgenommen und schließlich ausgeweitet werden.«*

**Trance »Nur ein Teil des Körpers hat Schmerzen« (Modifikation von Stenzel 2009, S. 154)**

Heute plagt dich vielleicht der Schmerz in einem bestimmten Körperteil, dem Kopf oder dem Bauch oder irgendwo anders …

und du möchtest es dir ein wenig leichter machen.

Setze oder lege dich gemütlich hin, dass nichts drückt oder zwickt, ruckle dich ein wenig zurecht und mache deine Augen zu, dann kannst du noch besser nach innen spüren.

Wandere jetzt mit deiner Aufmerksamkeit durch deinen Körper.

Spüre einmal, wo in deinem Körper du dich wohlfühlst und wo die Schmerzzone beginnt … die Schmerzzone ist wahrscheinlich leicht gefunden …

Leuchte jetzt aber mit deinem Aufmerksamkeitsscheinwerfer in alle Ecken und Winkel deines Körpers, um all die Stellen zu finden, denen es gut geht … an denen du dich wohlfühlst …

Und vielleicht bist du überrascht, wie viele solcher Stellen du in deinem Körper heute finden kannst …

Und jetzt geh mal ganz genau auf die Suche … nach der Stelle, die sich heute am allerwohlsten, am allergesündesten und am allerbesten anfühlt … vielleicht ist das ein größerer Bereich deines Körpers, vielleicht auch nur ein kleiner Punkt, der sich jetzt im Moment so richtig gut anfühlt …

Wenn du mehrere solcher Bereiche gefunden hast, darfst du dich richtig darüber freuen …

und dann die Stelle aussuchen, die sich am allerwohlsten fühlt …

leuchte sie mit deinem Aufmerksamkeitsscheinwerfer so hell aus, dass sie in deiner Wahrnehmung immer deutlicher zu spüren ist …

welche Temperatur hat diese Stelle ... eher warm oder eher kühl oder eher neutral?

Wenn sie eine Farbe hätte, welche Farbe wäre das?

Wie fühlt sich die Oberfläche dieser Stelle an ... weich ... oder fest ... oder glatt ... oder ...?

Ist diese Stelle klar umgrenzt wie mit einer Linie oder ufert sie einfach so aus ....?

Was fällt dir noch ein, wenn du diese Stelle beschreiben solltest?

..........................................................................................................

Und nun kannst du beginnen, dieses angenehme Gefühl intensiver werden zu lassen ...

Mit jedem Ausatmen kann es ein bisschen stärker werden ...

und du darfst neugierig sein, wie du das spüren kannst ...

verändert sich zuerst die Temperatur ...?

Oder die Farbe ...? ...

Oder die Oberfläche? ...

Oder die Umgrenzung? ...

Und nach und nach wirst du spüren, dass ... mit jedem Ausatmen ... diese Stelle sich immer mehr ausweitet ... immer größer wird ...

vielleicht anfangs erst ganz wenig,

dann immer mehr ... und immer mehr ...

Und du darfst es einfach genießen, so viele gute Gefühle in deinem Körper spüren und verstärken zu können ...

Tu das, solange du Lust dazu hast und es dir guttut ...

... und komme dann in deinem ganz eigenen Tempo, so wie es für dich richtig ist, wieder ins Hier und Jetzt zurück, an diesen Ort, in diesen Tag ...

rege deine Finger und Zehen ... dann strecke deine Arme und Beine ... atme ein paar Mal ganz tief ein und aus ...

mache dann die Augen wieder auf ...

und nimm ganz viel von deinem guten Körpergefühl mit in die nächste Zeit.

In einer kurzen *Feedback-Runde* wird besprochen:

- *»Wo hast du das Wohlgefühl in deinem Körper entdeckt? Welche Farbe, Temperatur oder Form hatte es? Wie konntest du spüren, dass es intensiver wurde? Und wie weit hat es sich dann in den restlichen Körper ausgebreitet?*

Zum Abschluss erfolgt eine kurze *Wiederholung der Inhalte* aus den Therapieeinheiten. Diese kann auch spielerisch, z. B. in Form eines Quiz, geschehen. Anschließend gibt es Gelegenheit, eine persönliche Rückmeldung zu geben:

- *»Hast du mit der Teilnahme an der Schmerzgruppe dein angestrebtes Ziel erreicht? Was ist dadurch für dich jetzt möglich geworden? Wie haben sich deine Schmerzen verändert? Welche Strategie oder Technik kannst du besonders gut brauchen? Was ist deine Lieblingsstrategie? Was hast du im Alltag verändert? Worauf achtest du jetzt? Was fehlt eventuell noch? Wie soll es weitergehen? Was ist dann der nächste Schritt?«*

Ein *Ausblick in die Zukunft ohne Schmerzprobleme* erfolgt mithilfe einer Zukunftsprogression:

**Trance »Zukunftsprogression«**

Mach es dir gemütlich, wo immer du jetzt liegst oder sitzt ... ruckel dich ein bisschen zurecht, dass du dich so wohlfühlst wie gerade möglich ... jetzt hast du ein bisschen Zeit nur für dich ...

... und wieder einmal darfst du deine Gedanken auf die Reise schicken ...

... die Augen schließen ...

... und in deinem Inneren an einen ganz angenehmen, schönen Ort gehen ...

und kannst dich dort, an diesem Ort, erst einmal gut einrichten: sehen, was es zu sehen gibt, hören, was es zu hören gibt ... alles spüren, was jetzt guttut ... so, wie du es jetzt am besten brauchen kannst ...

... und du kennst das bestimmt: Wenn man es sich an einem Ort so richtig gut gehen lässt, dann fängt man einfach an zu träumen ...

und so kannst du in deiner Fantasie in die Zukunft reisen ...

dorthin, wo deine Schwierigkeiten und Probleme gelöst sind ...

wo deine Wünsche und Ziele verwirklicht sind ...

wo auch deine Schmerzen kein Thema mehr sind ...

Wo befindest du dich da? ...

Was machst du da gerade? ...

Male dir diese Situation in der Zukunft richtig gut aus ...

Genieße es, eine so schöne Zeit zu haben ...

(Pause)

Dann blicke zurück ins Jahr 20XX. Damals gab's noch diese Schmerzen ...

Was hat denn seither gut geholfen? ...

Was musstest du erst noch lernen? ...

Was ist dir dadurch wichtig geworden? ...

Was hast du seitdem verändert? ...

Möchtest du dir einen Tipp, einen Rat aus der Zukunft ins Jahr 20XX schicken? Wie könnte dieser lauten? ...

(Pause)

Beende dann deine Reise in die Zukunft ... kehre wieder zurück an deinen angenehmen schönen Ort ...

Mit deinen inneren Ohren hörst du jetzt den guten Rat, den Tipp aus der Zukunft ...

Was fällt dir dazu ein? ...

Was könnte jetzt der erste Schritt sein? ...

Was möchtest du als Erstes tun auf dem Weg in deine gute Zukunft? ...

Lass dich einfach überraschen, was dir jetzt und später dazu einfällt ...

Und mit dem sicheren Wissen, dass dein Inneres den Weg in diese gute Zukunft schon kennt und dich führen wird ...

verabschiede dich auch von deinem angenehmen Ort

> ... und komme dann in deinem ganz eigenen Tempo, so wie es für dich richtig ist, wieder ins Hier und Jetzt zurück, an diesen Ort, in diesen Tag ...
>
> rege deine Finger und Zehen ... dann strecke deine Arme und Beine ... atme ein paar Mal ganz tief ein und aus ...
>
> mache dann die Augen wieder auf ...
>
> und geh neugierig und froh deinen Weg in deine gute Zukunft.

Die Einheit endet mit einem kurzen Feedback. Die Botschaft aus der Zukunft wird genauso auf dem Arbeitsblatt festgehalten wie die individuell hilfreichen Strategien, damit man sich immer wieder daran erinnern kann.

Weisen Sie noch einmal darauf hin, wie wichtig die Achtsamkeit und das aktive Tun sind, wenn man den Erfolg aufrechterhalten und steigern möchte.

- *»In der Antike nannte man den Schmerz einen ›Wachhund‹ des Körpers. Dieser Wächter gibt Alarm, wenn im Organismus etwas schiefläuft oder Gefahr für die Gesundheit besteht. Auch dein Schmerz ist ein sehr aktiver Wachhund, der früher durch sein häufiges lautes Bellen ganz schön genervt hat. Du hast inzwischen viel gelernt und kannst nun dafür sorgen, dass es dir und deinem Körper gut geht. Bleibe also wachsam und wende die erlernten Strategien an, bevor der Hund Alarm geben muss.«*

*Für Jugendliche oder Kinder mit älteren Geschwistern kann* man *auch* den *Vergleich mit dem Führerschein gebrauchen:*

- *»In den Fahrstunden hat man viel gelernt. Das beweist man in der Fahrprüfung und bekommt also den Führerschein. Das richtig gute Autofahren, die Fahrpraxis kommt aber erst im Laufe der Zeit. Erst wenn man viele schwierige Situationen gut gemeistert hat, ist man ein wirklich erfahrener Autofahrer. So ist es jetzt auch mit dir und der Schmerztherapie: Du hast viel gelernt und erfolgreich angewendet. Jetzt ist es an dir, möglichst viel zu üben, mit den Strategien zu experimentieren und Erfahrungen zu sammeln. So wird es dir immer besser gelingen, das Schmerztor dauerhaft geschlossen zu halten.«*

## 6. Kurseinheit: Schmerz lass nach!

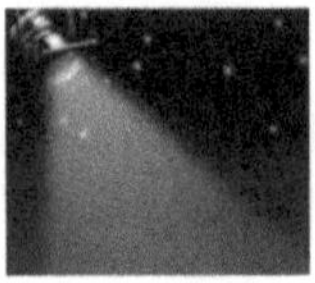

Unsere Aufmerksamkeit wirkt wie ein Scheinwerfer.

Diese Eigenschaft kannst du für dich nutzen, wenn du Schmerzen hast:

➔ **Lenke Deine Aufmerksamkeit weg vom Schmerz:**

- hin zu etwas, was angenehm ist, dir Spaß macht und dich freut, *oder*
- nutze das »Ablenkungs-ABC« *oder*
- spüre ganz bewusst, an welchen Stellen sich dein Körper wohlfühlt.

Lerne auch deinen Körper immer besser kennen: Was braucht er? Was tut ihm gut? Wie kann das Schmerztor dauerhaft geschlossen bleiben?

Sorge mit allen Strategien, Techniken und Fantasiereisen, die du gelernt hast, dafür, dass es dir gut geht …

➔ **… was ich alles tun kann, um das Schmerztor geschlossen zu halten.**

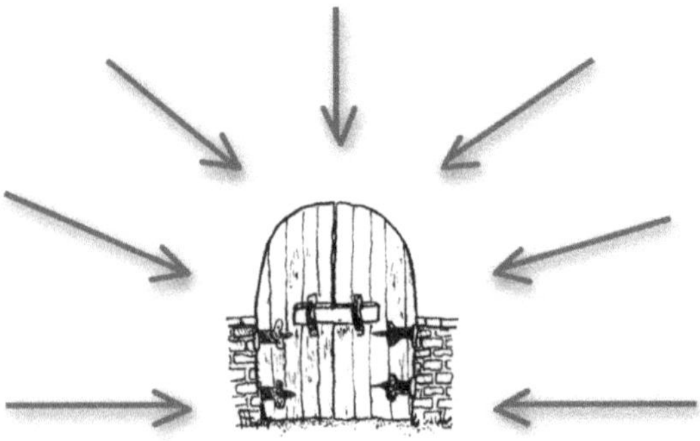

➔ **… dabei hilft mir auch mein »guter Tipp aus der Zukunft«:**

*Abb. 24: Arbeitsblatt 6*

Zur Unterstützung erhält jeder Teilnehmer im Rahmen eines *Abschiedsrituals* ein *Abschiedsgeschenk*, das immer wieder Erinnerungen an die hilfreichen Techniken der Therapie wecken soll. Beispiele dafür sind ein Kugelschreiber, an dem ein Fähnchen mit individuellen guten Wünschen angebracht ist, oder auch ein »Glückstagebuch«, ein Heftchen im DIN-A6-Format, in dem in der kommenden Zeit freudige Ereignisse, positive Erlebnisse und kleine Erfolge festgehalten werden können.

Eventuell kann man auch ein »Wohlfühltagebuch« mitgeben, um in der nächsten Zeit weiterhin aktiv alle erlernten Strategien anzuwenden und das Experimentieren damit zu lernen.

## 2.6 Zweiter Elternabend

Nach der Therapiephase für die Kinder- und Jugendlichen erfolgt noch einmal eine Elterninformation. Hier werden konkrete Tipps zur Umsetzung der erlernten Strategien im Familienalltag gegeben. Darüber hinaus könnte man Fragen zu aufgetretenen Schwierigkeiten und notwendigen Modifikationen besprechen.

Wie schon beim ersten Elternabend bekommen die Teilnehmer die Gelegenheit, sich über ihre Erfahrungen auszutauschen und sich sowohl mit dem Therapeuten als auch gegenseitig zu beraten. Dabei bringt man ihnen größtmögliche Wertschätzung und Vertrauen in ihre elterliche Kompetenz entgegen. Je mehr sich die Eltern in ihrer Verantwortung und ihren Bemühungen ernst genommen und als Kotherapeuten auf Augenhöhe anerkannt fühlen, desto stärker ist ihre Selbstkompetenzerwartung und desto leichter und dauerhafter sind ihnen Veränderungen innerhalb der Familie zugunsten der jungen Patienten möglich. Deshalb erhalten sie alle Informationen, die sie benötigen, um als Experten für ihre Familie individuell hilfreiche Umgebungsbedingungen für die jungen Patienten zu schaffen.

Die Veranstaltung beginnt mit einer kurzen Gesprächsrunde zu den bisherigen Auswirkungen der Therapie auf die Familien.

Anhand des Handouts werden die *Inhalte der einzelnen Therapiesitzungen* dargestellt. Für jede Einheit gibt es dann Hinweise, wie die Eltern die Entlastung und das neue Verhalten ihrer Kinder unterstützen können (z. B. »Bitte nehmen Sie die Sorgen Ihres Kindes ernst und zeigen Sie Bereitschaft zu einem Gespräch darüber«). Die *konkrete Umsetzung dieser Tipps* in der einzelnen Familie soll durch Impulse

**»Wohlfühltagebuch« von ...**

| WOCHE vom .......... bis .............. | MONTAG | DIENSTAG | MITTWOCH | DONNERSTAG | FREITAG | SAMSTAG | SONNTAG |
|---|---|---|---|---|---|---|---|
| Habe ich heute etwas Besonderes oder Wichtiges erlebt?<br>Was? | | | | | | | |
| Habe ich mich heute bei einer Tätigkeit so richtig wohlgefühlt? | | | | | | | |
| Habe ich die Stresswaage in die Balance gebracht und auf meinen Rhythmus geachtet? | | | | | | | |
| Habe ich heute hilfreiche und positive Gedanken gedacht? | | | | | | | |
| Habe ich mir eine Fantasiereise oder Entspannungsübung gegönnt? | | | | | | | |
| Was ist mir heute gut gelungen?<br>Worauf kann ich stolz sein? | | | | | | | |
| Bei Schmerzen: Was habe ich dagegen unternommen?<br>→ Um wie viel konnte ich dadurch meine Schmerzen reduzieren? | | | | | | | |
| ✓ Geschafft! | | | | | | | |

*Abb. 25: Wohlfühltagebuch*

in der Form von Fragen angeregt werden (z. B. »Wann gibt es Gelegenheit, ungestört und mit genügend Zeit über Sorgen und ›ernste‹ Themen zu sprechen?«). Hier gibt es die Möglichkeit zum Gespräch und Austausch der Teilnehmer.

> Die Mutter von **Yannik** (13 Jahre) hat große Schwierigkeiten damit, dass ihr Sohn sich für eine längere Zeit mit dem »Bitte nicht stören«-Schild ins Zimmer zurückzieht. Sie befürchtet, dass er diese freie Zeit sinnlos vertrödelt oder – noch schlimmer – am Handy »verdaddelt«. Sie würde sich für Yannik mehr sportliche Aktivitäten wünschen. Auch findet sie, er sollte häufiger Freunde treffen. Sie selbst ist sehr aktiv: Neben ihrer Berufstätigkeit ist sie ehrenamtlich engagiert. Diese Tätigkeit stellt für sie einen wichtigen Ausgleich dar.

Dieses Problem ist nicht einfach und pauschal zu lösen. Ganz oft gibt es in den Familien Heranwachsender Diskussionen über das Ausmaß des Handy-Gebrauchs. Zunächst ist darauf hinzuweisen, dass jeder Mensch einen individuellen Rhythmus und damit ganz eigene Bedürfnisse nach Ruhe und Aktivität hat. Auch die Formen der Stressbewältigung sind bei allen Menschen unterschiedlich. Im Verlauf der Therapie soll eine diesbezügliche Wahrnehmung geschult werden. Die Kinder und Jugendlichen werden deshalb ermuntert, diesen eigenen Rhythmus zu entdecken und für mehr Wohlbefinden zu nutzen. Man fordert sie ausdrücklich zum Experimentieren und Ausprobieren auf. Bei großen Differenzen zwischen Eltern und Kind kann man auf das individuelle Nachgespräch verweisen, damit gemeinsam überlegt wird, welche Absprachen man treffen muss und wie Ruhephasen »gut« gestaltet werden können.

Einen großen Raum der Elterninformation nehmen *Tipps zur Sekundärprävention* bzw. zum Umgang mit »Rückfällen« ein. Wieder häufiger auftretende Schmerzen werden als Signal gedeutet. Dieses macht darauf aufmerksam, dass die Belastungen wieder überhandgenommen haben und dass deshalb vermehrt auf die Stressbalance und alle anderen »Wohlfühlstrategien« zu achten ist. Zudem gibt es das Angebot einer Auffrischungssitzung entweder einzeln oder in der Gruppe.

Im Anschluss an die gemeinsamen Informationen haben die Eltern noch Gelegenheit, individuelle Fragen zu klären.

## Alles im Kopf! – TIPPS FÜR ELTERN

| Tipp | So kann's bei uns funktionieren |
|---|---|
| Bitte unterstützen und ermuntern Sie Ihr Kind, bewusst und gezielt Wohlfühlzeiten in den Alltag einzubauen und dafür Wohlfühlorte aufzusuchen. | *Bei welchen Tätigkeiten, an welchen Orten fühlt sich unser Kind wohl?*<br><br>*Wie viel Zeit steht dafür zur Verfügung?* |
| Bitte unterstützen Sie Ihr Kind dabei, seinen eigenen Rhythmus zu finden,<br>d. h., ermuntern Sie es zu Abwechslung und Pausen.<br>Bitte respektieren Sie das »Bitte nicht stören!«-Schild | *Zu welchen Zeiten kann unser Kind selbstbestimmt seinen Rhythmus finden und leben?*<br><br>*Welche Möglichkeiten der Abwechslung und Pausengestaltung gibt es?* |
| **»Die Stresswaage«**<br><br>*Was könnte unserem Kind Stress machen?*<br><br>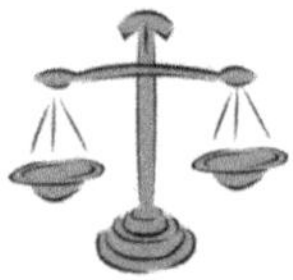 | *Was könnte unserem Kind als Ausgleich helfen* |
| Bitte unterstützen Sie ihr Kind dabei, wenn es gezielt nach Ausgleich zum Stress sucht.<br><br>Bitte nehmen Sie die Stressoren Ihres Kindes ernst, auch wenn Sie sie banal finden.<br><br>Bitte unterstützen Sie es bei der Bewältigung von Stressfaktoren (trösten, besprechen, gemeinsame Lösungssuche selbst aktiv werden …). | *Wie viel Zeit und Gelegenheit hat unser Kind zum Ausgleich gegen den Stress?*<br><br>*Wann ist Zeit, damit wir über Stress sprechen können?*<br><br>*Welche Ideen zur Bewältigung könnten wir gemeinsam finden?* |
| Bitte nehmen Sie die Sorgen Ihres Kindes ernst.<br>Bitte machen Sie sich gemeinsam auf die Suche nach hilfreichen Gedanken und Lösungen.<br><br>Bitte zeigen Sie als Vorbild, wie Sie selbst mit Sorgen umgehen und was Ihnen dann hilft. | *Wann können wir ungestört über Sorgen sprechen? Was könnten dann hilfreiche Gedanken sein?*<br><br>*Wie sprechen wir Erwachsene über Dinge, die uns Sorgen bereiten?* |
| Bitte nehmen Sie Ihr Kind mit seinen Stärken und Schwächen wahr.<br><br>Bitte zeigen Sie ihm, dass Sie es mit allen Eigenschaften schätzen. | *Welche Stärken hat unser Kind? Worauf kann es/können wir so richtig stolz sein?*<br><br>*Wo braucht unser Kind eventuell noch Unterstützung, um mit einer Schwäche gut klarzukommen? Worauf müssen wir als Familie Rücksicht nehmen?* |

| | |
|---|---|
| Bitte ermutigen Sie Ihr Kind, selbstständig und aktiv etwas gegen die Schmerzen zu unternehmen: Ablenkung durch positive Gedanken und Beschäftigungen.<br>Loben Sie Ihr Kind, wenn es ihm gelungen ist, die Schmerzen so zu kontrollieren!!! | *Welche Strategien der Schmerzkontrolle wendet unser Kind mit Erfolg an?<br>Welche Rahmenbedingungen braucht es dafür?<br>Wie können wir dann unsere Anerkennung am besten ausdrücken? (»… wie hast du es nur geschafft…?«)* |
| **außerdem …** | |
| Bitte achten Sie darauf, Ihrem Kind genügend Aufmerksamkeit und Zuwendung in den schmerzfreien Zeiten zu schenken. | *Wie können wir gemeinsam die schmerzfreie Zeit genießen?<br>Welche Aktivitäten tun uns dann gut?* |
| Bitte geben Sie Ihrem Kind genügend Zeit und Raum für das, was es zur Entwicklung seiner individuellen Persönlichkeit braucht (Sport, Musik, Theater, Kreativität, Freunde, Tagträume …) | *Was sind die ganz individuellen Begabungen unseres Kindes?<br>Was braucht es, um diese noch besser entfalten zu können?* |
| **… und zum Schluss:** | |
| Bitte bleiben Sie ruhig, wenn die Schmerzen wieder vermehrt auftauchen sollten. Sie sind ein wichtiges Signal dafür, dass wieder mehr auf die »Wohlfühlstrategien« geachtet werden muss. | *Worauf könnten die Schmerzen hinweisen?<br>Was war beim letzten Mal wichtig im Zusammenhang mit den Schmerzen?<br>Worauf sollten wir wieder mehr achten?* |

*Abb. 26: Handout des zweiten Elternabends*

## 2.7 Nachgespräch

Kurze Zeit nach der Beendigung der Kursphase findet ein individuelles Nachgespräch für Kind und Eltern statt. Dazu bringt das Kind den ausgefüllten Fragebogen zur Evaluation (s. u.) mit.

Der Erfolg der Therapie wird zudem anhand einer grafischen Aufbereitung des Schmerztagebuchs (z. B. durch ein Säulendiagramm) aus der Kursphase beleuchtet. Häufigkeit, Dauer und Intensität der Schmerzen sind dort im Verlauf dargestellt. So entsteht leicht ein Gespräch zu den folgenden Themen:

- *»Welche Veränderungen haben sich für dich und deine Familie durch die Therapie ergeben?«*
- *»Welche Strategien wendest du meist an, welche helfen dir am besten?«*

- *»Was gelingt dir gut? Was ist noch schwierig? Wo bräuchtest du noch mehr Unterstützung?«*

Wenn bei Kind und Eltern Uneinigkeit über die »angemessene« Anwendung der erlernten Strategien besteht, können diese hier besprochen werden.

**Charlottes** (12 Jahre) Eltern finden es schade, dass ihre Tochter sie nicht mehr zu den Bergwanderungen oder Radtouren am Wochenende begleiten mag. Sie halten diese für einen guten Ausgleich zu den langen Schultagen in einer Ganztagsschule: Zum einen dienen sie der körperlichen Bewegung, zum anderen gibt es hier die Gelegenheit zu längeren Gesprächen in der Familie.

Bei der Umsetzung von hilfreichen Veränderungen geht es immer darum, eine möglichst gute Passung zwischen den Bedürfnissen des Kindes und denen seiner Familie zu finden. Es sollte sich eine größtmögliche Chance zur Stressreduktion und zum Wohlbefinden des Kindes ergeben. In der Regel sind dazu Kompromisse aller Beteiligten nötig. Ob diese Aufgabe gelingt, lässt sich auf lange Sicht dann an der Reduktion der Schmerzen erkennen.

Die schon erreichten Veränderungen der Schmerzen werden anhand der Auswertung des Schmerztagebuchs validiert. In der Regel zeigen sich zumindest tendenzielle Verbesserungen in einem der dargestellten Parameter. Für die Familien ist dies meist eine schöne Bestätigung dafür, dass sich der Einsatz in der Therapie gelohnt hat und der Erfolg tatsächlich messbar ist. Das Gespräch wird ergänzt durch Beobachtungen aus den Gruppensitzungen und individuelle Empfehlungen, wie das Erreichte erhalten und noch weiter ausgeweitet werden kann.

Sollten sich durch die bisherige Therapie keine Verbesserungen ergeben haben, sucht man hier zunächst nach möglichen Gründen. Meist haben sich schon in den Gruppensitzungen Schwierigkeiten bei der Umsetzung des Erlernten abgezeichnet, die im Kind selbst oder auch im Familiensystem liegen können. Diese Hypothesen werden mit der Familie diskutiert, wobei alle Beteiligten ihren Beitrag dazu leisten dürfen. Keinem Familienmitglied darf eine Schuld am »Scheitern« der Therapie zugewiesen werden. Vielmehr muss man klären, welche therapeutischen Interventionen notwendig sein könnten und wie Bedingungen geschaffen werden können, die eine Linderung der Schmerzen erlauben. Es sollte klar sein, dass hier noch nicht die »richtige«, das heißt für die aktuelle Situation angemessene, Therapie stattgefunden hat. Gemeinsam wird dann überlegt, welches Angebot jetzt hilfreich sein könnte.

Je nach der Problemstellung kann dies zum Beispiel sein:

- Schullaufbahnberatung
- Erziehungsberatung
- neuropsychologische Testung mit anschließender Beratung
- Systemische Familientherapie
- Unterstützung der Familie durch eine ambulante Erziehungshilfe
- Entlastung der Familie durch eine Sozialberatung
- Diagnostik und Therapie durch einen Kinder- und Jugendpsychiater
- Beginn einer ambulanten Psychotherapie
- Stationäre Aufnahme in einer psychosomatischen Klinik oder in einem Kinderschmerzzentrum

Auch über die Einleitung erster Schritte wird gesprochen und die notwendige Unterstützung angeboten.

Unabhängig vom Therapieerfolg sollte jedes Familienmitglied das Abschlussgespräch mit dem Gefühl verlassen können, dass es in den persönlichen Stärken und Nöten wahrgenommen worden ist und eine adäquate Hilfestellung erhalten hat.

## 2.8 Evaluation

In der Literatur wird immer wieder diskutiert, wie man den Erfolg einer Schmerztherapie misst – vor allem vor dem Hintergrund multimodaler Schmerzprogramme (Dworkin, Gewandter u. Smith 2015). Dabei geht es auch um die Frage, wie reliabel und valide die Messung der Schmerzintensität durch die Angabe von Scores ist (Jensen et al. 2015). Als primäres und operationalisierbares Therapieziel könnte man statt der Reduktion der Schmerzen auch eine Erhöhung der Lebensqualität und die Verringerung der Beeinträchtigungen durch die Schmerzen messen.

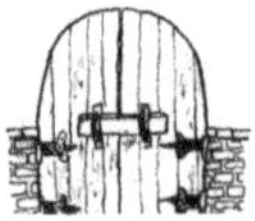

## Fragebogen zu Alles im Kopf! (POST)

Name: Alter:

**Du hast an der Gruppe Alles im Kopf! teilgenommen. Wir möchten nun gern wissen, wie es dir jetzt geht.**

Bitte kreuze bei jeder Frage die Antwort an, die für dich am besten stimmt. Es gibt keine richtigen oder falschen Antworten. Wichtig ist deine Meinung!

**Verglichen mit der Zeit vor der Gruppe ...**

| | meistens | oft | manchmal | nie |
|---|---|---|---|---|
| ... fühle ich mich wohler im Alltag. | | | | |
| ... kann ich mit Stress besser umgehen. | | | | |
| ... traue ich mir mehr zu. | | | | |
| ... lasse ich mich nicht mehr so leicht aus der Fassung bringen, wenn etwas danebengeht. | | | | |

**Bei Stress und Anspannung ...**

| | meistens | oft | manchmal | nie |
|---|---|---|---|---|
| ... mache ich eine Fantasiereise (mit oder ohne CD). | | | | |
| ... achte ich auf Abwechslung und Pausen. | | | | |
| ... bringe ich die Stresswaage in die Balance. | | | | |
| ... tue ich etwas, was mir Spaß macht. | | | | |
| ... suche ich hilfreiche, bunte Gedanken. | | | | |

**Ich nutze folgende Geschichten und Übungen für mich:**

| | meistens | oft | manchmal | nie |
|---|---|---|---|---|
| Wohlfühlort | | | | |
| Muskelentspannung | | | | |
| Regenschirm | | | | |
| Sorgenbaum | | | | |
| Innere Stärke **oder** Mut-Tier | | | | |
| Schmerzschalter **oder** »Nur ein Teil des Körpers hat Schmerzen« | | | | |

**Meine Schmerzen haben sich im Vergleich zu der Zeit vor dem Training verändert:**

| | |
|---|---|
| keine Schmerzen mehr | |
| sehr verbessert | |
| leicht verbessert | |
| unverändert | |
| leicht verschlechtert | |
| sehr verschlechtert | |

**zur Gruppe Alles im Kopf!**

| | sehr gut | ziemlich gut | etwas gut | gar nicht gut |
|---|---|---|---|---|
| Die Gruppe hat mir gefallen. | | | | |
| Mit der Gruppenleiterin war ich zufrieden. | | | | |

Besonders gut hat mir gefallen ...

___

___

___

Mir hat nicht gefallen ...

___

___

___

**Vielen Dank für deine Mitarbeit und dein Feedback!**

*Abb. 27: Fragebogen POST*

## Schmerz- und Erfolgstagebuch

Im hier vorliegenden Konzept liefert über das begleitend geführte »Schmerz- und Erfolgstagebuch« Informationen über die Häufigkeit, Dauer und Intensität der Schmerzen sowie deren Veränderung im Laufe der Therapie.

Gleichzeitig geben die Protokolle auch Aufschluss darüber, ob aktives Coping angewendet wird und durch die Anwendung der erlernten Strategien neues Verhalten aufgebaut wird.

Sie dienen so nicht nur der Evaluation der Therapie, sondern auch der Rückmeldung an den Therapeuten, wie passend und angemessen die Interventionen für die jeweiligen Patienten sind und wie gut diese die erarbeiteten Veränderungen in ihren Alltag integrieren können.

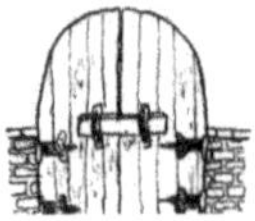

## Fragebogen zu Alles im Kopf! (KAT)

Name: Alter:

**Du hast vor ca. 6 Monaten an der Gruppe Alles im Kopf! teilgenommen. Wir möchten nun gern wissen, wie es dir jetzt geht.**

Bitte kreuze bei jeder Frage die Antwort an, die für dich am besten stimmt. Es gibt keine richtigen oder falschen Antworten. Wichtig ist deine Meinung!

**Jetzt, 6 Monate später ...** (vergleiche mit der Zeit direkt nach der Gruppe) ...

| | meistens | oft | manchmal | nie |
|---|---|---|---|---|
| ... fühle ich mich wohler im Alltag. | | | | |
| ... kann ich mit Stress besser umgehen. | | | | |
| ... traue ich mir mehr zu. | | | | |
| ... lasse ich mich nicht mehr so leicht aus der Fassung bringen, wenn etwas danebengeht. | | | | |

**Bei Stress und Anspannung ...**

| | meistens | oft | manchmal | nie |
|---|---|---|---|---|
| ... mache ich eine Fantasiereise (mit oder ohne CD). | | | | |
| ... achte ich auf Abwechslung und Pausen. | | | | |
| ... bringe ich die Stresswaage in die Balance. | | | | |
| ... tue ich etwas, was mir Spaß macht. | | | | |
| ... suche ich hilfreiche, bunte Gedanken. | | | | |

**Ich nutze folgende Geschichten und Übungen für mich:**

| | meistens | oft | manchmal | nie |
|---|---|---|---|---|
| Wohlfühlort | | | | |
| Muskelentspannung | | | | |
| Regenschirm | | | | |
| Sorgenbaum | | | | |
| Innere Stärke **oder** Mut-Tier | | | | |
| Schmerzschalter **oder** »Nur ein Teil meines Körpers hat Schmerzen« | | | | |

**Meine Schmerzen haben sich im Vergleich zu der Zeit direkt nach dem Training verändert:**

| | |
|---|---|
| keine Schmerzen mehr | |
| sehr verbessert | |
| leicht verbessert | |
| unverändert | |
| leicht verschlechtert | |
| sehr verschlechtert | |

Wenn du uns noch etwas mitteilen möchtest, hast du hier unten Platz dafür:

________________________________________

________________________________________

________________________________________

________________________________________

Vielen Dank für deine Mitarbeit und dein Feedback!

*Abb. 28: Fragebogen KAT*

Eine Anpassung der Therapie an die individuellen Bedürfnisse ist so leichter möglich.

Wenn sich dann im Nachgespräch mithilfe einer grafischen Aufbereitung des »Schmerz- und Erfolgstagebuchs« eine Verbesserung der Schmerzen hinsichtlich ihrer Häufigkeit, Stärke oder Dauer abzeichnet, ist dies eine ganz wichtige Bestätigung für das betroffene Kind und dessen Familie und motiviert alle, den eingeschlagenen Weg weiterzugehen.

**Fragebogen POST**

Zusätzlich zum Schmerz-und Erfolgstagebuch erhält jeder Patient als Grundlage für das Nachgespräch einen Fragebogen (Abb. 27). Dieser wurde in Anlehnung an den POST-Fragebogen von Denecke und Kröner-Herwig (2000) gestaltet.

Er erfasst das allgemeine Befinden, die Anwendung der erlernten Techniken und Trancen sowie die Veränderung der Schmerzen auf einer Ordinalskala.

**Fragebogen KAT**

Eine Katamnese findet circa 6 Monate nach Beendigung der Therapie statt. Um deren Langzeiteffekte zu messen, kommt der Fragebogen

KAT zum Einsatz, der die gleichen Skalen wie der Fragebogen POST enthält (Abb. 28).

**Daten der Evaluation**

Das vorliegende Konzept wird seit 2011 als Gruppenangebot am Sozialpädiatrischen Zentrum des Klinikums Dritter Orden durchgeführt. Gleichzeitig fanden und finden auch Therapien im Einzelsetting statt, in denen Teile oder Modifikationen dieses Konzepts zum Einsatz kommen.Von Herbst 2011 bis Sommer 2016 haben 65 Kinder und Jugendliche an den Gruppen Alles im Kopf! teilgenommen. Dabei handelte es sich um 45 Mädchen und 20 Jungen. Der Altersdurchschnitt lag bei knapp 12 Jahren. Die meisten der jungen Patienten litten unter Kopfschmerzen, nur wenige unter Bauchschmerzen. Das liegt auch daran, dass Alles im Kopf! zunächst unter dem Namen »Kopfschmerzgruppe« angeboten wurde.

Leider liegen keine Daten dazu vor, wie lange die Kinder und Jugendlichen schon an den Schmerzen gelitten hatten, bevor sie an der Gruppe teilnahmen. Es ist jedoch anzunehmen, dass die meisten Teilnehmer schon eine längere Leidensgeschichte mit verschiedene Therapieversuchen hinter sich hatten: Eine Überweisung an das Sozialpädiatrische Zentrum erfolgt in der Regel dann, wenn herkömmliche kinderärztliche diagnostische und therapeutische Maßnahmen erfolglos geblieben sind.

Bis auf zwei Mädchen durchliefen alle Teilnehmer alle Gruppenstunden, die in ein- bis zweiwöchigem Abstand stattfanden. Zwei Teilnehmer erschienen nicht zum Nachgespräch, für drei Teilnehmer der Sommergruppe 2016 hatte das Nachgespräch bei der Auszählung noch nicht stattgefunden, weshalb von ihnen kein POST-Fragebogen vorlag.

Die Evaluation bezieht sich nur auf die sechs Gruppensitzungen. Von 2011 bis 2013 gab es Alles im Kopf! nur als reines Gruppenangebot auf Honorarbasis, das die behandelnden Ärzte empfahlen. Erst im Laufe der nächsten Jahre wurde im Rahmen meiner Festanstellung am Sozialpädiatrischen Zentrum des Klinikums Dritter Orden das vollständige Konzept (Diagnostik, Psychoedukation, Beratung und schließlich Gruppenteilnahme) entwickelt. Im Verlauf der Jahre zeigt sich tatsächlich ein besserer *outcome* für die Teilnehmer, die von Anfang an nach dem vorliegenden Konzept betreut wurden.

Die Ergebnisse sind aufgrund der geringen Fallzahlen und der oben genannten Einschränkungen natürlich nur bedingt zu werten und zu interpretieren, geben aber doch einen positiven Trend wieder:

### Verglichen mit der Zeit vor der Gruppe ...

| | meistens | oft | manchmal | nie |
|---|---|---|---|---|
| ... fühle ich mich wohler im Alltag. | 41 % | 31 % | 20 % | 8 % |
| ... kann ich mit Stress besser umgehen. | 26 % | 38 % | 34 % | 2 % |
| ... traue ich mir mehr zu. | 14 % | 16 % | 48 % | 21 % |
| ... lasse ich mich nicht mehr so leicht aus der Fassung bringen, wenn etwas danebengeht. | 10 % | 36 % | 41 % | 13 % |

**Bei Stress und Anspannung ...**

| | meistens | oft | manchmal | nie |
|---|---|---|---|---|
| ... mache ich eine Fantasiereise (mit oder ohne CD). | 12 % | 17 % | 52 % | 19 % |
| ... achte ich auf Abwechslung und Pausen. | 39 % | 43 % | 18 % | |
| ... bringe ich die Stresswaage in die Balance. | 18 % | 37 % | 34 % | 11 % |
| ... tue ich etwas, was mir Spaß macht. | 59 % | 29 % | 12 % | |
| ... suche ich hilfreiche, bunte Gedanken. | 32 % | 30 % | 34 % | 4 % |

**Ich nutze folgende Geschichten und Übungen für mich:**

| | meistens | oft | manchmal | nie |
|---|---|---|---|---|
| Wohlfühlort | 32 % | 17 % | 37 % | 14 % |
| Muskelentspannung | 14 % | 14 % | 40 % | 32 % |
| Regenschirm | 9 % | 17 % | 28 % | 46 % |
| Sorgenbaum | 20 % | 13 % | 32 % | 35 % |
| Innere Stärke **oder** Mut-Tier | 12 % | 13 % | 42 % | 33 % |
| »Schmerzschalter« **oder** »Nur ein Teil von mir hat Schmerzen« | 11 % | 21 % | 31 % | 37 % |

**Meine Schmerzen haben sich im Vergleich zu der Zeit vor dem Training verändert:**

| | |
|---|---|
| keine Schmerzen mehr | 7 % |
| sehr verbessert | 46 % |
| leicht verbessert | 37 % |
| unverändert | 10 % |
| leicht verschlechtert | |
| sehr verschlechtert | |

**zur Gruppe Alles im Kopf!**

| | sehr gut | ziemlich gut | etwas gut | gar nicht gut |
|---|---|---|---|---|
| Die Gruppe hat mir gefallen. | 53 % | 40 % | 5 % | 2 % |
| Mit der Gruppenleiterin war ich zufrieden. | 84 % | 16 % | | |

*Abb. 29: Evaluation von Alles im Kopf!-Gruppen durch den Fragebogen POST*

Abbildung 29 zeigt die Ergebnisse der Evaluation durch den Fragebogen POST für 59 Patienten (Stand August 2016).

Alles im Kopf! hat also deutlich positive Auswirkungen auf die Lebensqualität der Teilnehmer: 72 % fühlen sich meist/oft wohler im Alltag. Auch die Stresstoleranz steigt: 64 % können nach der Teilnahme oft/meist mit Stress besser umgehen. Bei Belastungen helfen sich die Kinder und Jugendlichen nach der Therapie vor allem durch eine Rhythmisierung ihres Alltags (83 % nutzen meist/oft Abwechslung und Pausen) sowie durch positive Beschäftigung (88 % machen meist/oft »etwas, was mir Spaß macht«). Insofern fördert Alles im Kopf! einerseits einen achtsamen Umgang mit den eigenen Kräften sowie anderseits eine aktive Schmerz- und Stressbewältigung.

Die Trancen werden von den Teilnehmern unterschiedlich gut angenommen. Die Einzelauswertung der Fragebögen zeigt, dass manche Kinder gerne die »Fantasiereisen« zur Entspannung und Entlastung nutzen, andere wiederum gar nichts damit anfangen können. Mit Abstand am liebsten verwenden die Teilnehmer die Trance »Wohlfühlort« (49 % der Teilnehmer). Jeweils mindestens ¼ der Teilnehmer nutzen die anderen Trancen meist oder oft.

53 % der Teilnehmer berichten nach der Gruppentherapie, ihre Schmerzen hätten sich sehr verbessert oder sie hätten keine Schmerzen mehr, insgesamt geben 90 % zumindest eine leichte Besserung an. Diese Aussage entspricht den Aufzeichnungen in den Schmerz- und Erfolgstagebüchern. Die Analyse der einzelnen Fragebögen zeigt, dass diejenigen jungen Patienten mit chronischen Bauchschmerzen, die die Trance zur Schmerzbewältigung häufig nutzen, starke Verbesserungen ihrer Schmerzen angeben.

Die Kinder und Jugendlichen, die an der Gruppentherapie Alles im Kopf! teilgenommen haben, sind sehr zufrieden mit dem Konzept (knapp 90 % hat die Gruppe gut oder ziemlich gut gefallen). Dies

**Jetzt, 6 Monate später ... (vergleiche mit der Zeit direkt nach der Gruppe):**

| | meistens | oft | manchmal | nie |
|---|---|---|---|---|
| ... fühle ich mich wohler im Alltag. | 23 % | 37 % | 40 % | |
| ... kann ich mit Stress besser umgehen. | 24 % | 38 % | 35 % | 3 % |
| ... traue ich mir mehr zu. | 14 % | 35 % | 41 % | 10 % |
| ... lasse ich mich nicht mehr so leicht aus der Fassung bringen, wenn etwas danebengeht. | 17 % | 52 % | 28 % | 3 % |

**Bei Stress und Anspannung...**

| | meistens | oft | manchmal | nie |
|---|---|---|---|---|
| ... mache ich eine Fantasiereise (mit ode ohne CD). | 23 % | 10 % | 40 % | 27 % |
| ... achte ich auf Abwechslung und Pausen. | 35 % | 39 % | 19 % | 7 % |
| ... bringe ich die Stresswaage in die Balance. | 10 % | 37 % | 47 % | 6 % |
| ... tue ich etwas, was mir Spaß macht. | 61 % | 29 % | 10 % | |
| ... suche ich hilfreiche, bunte Gedanken. | 43 % | 10 % | 30 % | 17 % |

**Ich nutze folgende Geschichten und Übungen für mich:**

| | meistens | oft | manchmal | nie |
|---|---|---|---|---|
| Wohlfühlort | 21 % | 33 % | 21 % | 25 % |
| Muskelentspannung | 7 % | 11 % | 46 % | 36 % |
| Regenschirm | 10 % | 17 % | 24 % | 49 % |
| Sorgenbaum | 10 % | 21 % | 21 % | 48 % |
| Innere Stärke **oder** Mut-Tier | 26 % | 18 % | 26 % | 30 % |
| »Schmerzschalter« **oder** »Nur ein Teil von mir hat Schmerzen« | 4 % | 22 % | 39 % | 25 % |

**Meine Schmerzen haben sich im Vergleich zu der Zeit direkt nach dem Training verändert:**

| | |
|---|---|
| keine Schmerzen mehr | 11 % |
| sehr verbessert | 41 % |
| leicht verbessert | 31 % |
| unverändert | 14 % |
| leicht verschlechtert | 3 % |
| sehr verschlechtert | |

*Abb. 30: Katamnese von Alles im Kopf!-Gruppen durch den Fragebogen KAT*

zeigt auch die nur sehr geringe Drop-out-Quote (2/65 Teilnehmern). Besonders gut gefallen hat den Teilnehmern der Austausch mit anderen Betroffenen und die Erfahrung, dass sie mit ihrer Problematik nicht allein dastehen. Vor allem Jugendliche schätzen, dass sie ein Modell zur Erklärung ihrer Schmerzen erhalten haben. Die im Freitext angegebenen Verbesserungswünsche beziehen sich in der Regel auf Organisatorisches (mehr oder weniger Gruppentreffen, längere oder kürzere Einheiten). Hier zeichnet sich jedoch kein einheitliches Bild ab.

Von 31 Patienten aus dieser Zeit liegen Katamnesebögen vor. Das entspricht einer Rücklaufquote von 56,4 %, wenn man von den Teilnehmern ausgeht, die die Kursphase beendet, einen POST-Bogen ausgefüllt und die Teilnahme ein halbes Jahr vor dem August 2016 abgeschlossen haben. Diese Bögen sind zum Teil unvollständig beantwortet. Die Aussagen können deshalb auch hier nur mit Einschränkung bewertet werden.

Insgesamt kann man von einem nachhaltigen Therapieerfolg durch Alles im Kopf! ausgehen: Mehr als die Hälfte der Kinder und Jugendlichen erfahren nach dem Abschluss der Therapiephase noch weitere deutliche Verbesserungen hinsichtlich ihrer Schmerzen.

Auch die Anwendung der erlernten und als hilfreich erlebten Strategien scheint stabil zu sein: Eine Großzahl der Befragten nutzt meist/oft »Abwechslung und Pausen«, fast alle tun bei Stress »etwas, was mir Spaß macht«.

Immerhin ein Drittel der ehemaligen Teilnehmer gibt an, bei Stress und Anspannung meist oder oft eine »Fantasiereise zu machen«. Hier bleibt die Trance »Wohlfühlort« die bevorzugte Übung (mehr als 50 %). Die Trancen werden allerdings ein halbes Jahr nach der Teilnahme an der Gruppe leider von mindestens einem Viertel der Befragten »nie« mehr genutzt.

## 2.9 Ausblick

Alles im Kopf! ist zunächst für die Anwendung in der Gruppe konzipiert worden. Die Einheiten können aber ebenso im *Einzelsetting* angeboten werden. Das macht nicht nur die spezifische Anpassung der einzelnen Übungen und Techniken, sondern auch individuelle Ergänzungen möglich.

Dabei kann es sich um weitere Trancen handeln, die eine Veränderung des Schmerzerlebens zum Ziel haben. Stenzel (2009) gibt eine Vielzahl von Anregungen für die Formulierung hypnotischer Angebote bei chronischen Schmerzen, die für Kinder und Jugendliche modifiziert werden können.

Die Trance »Mein Schmerz-Drehschalter« (Seemann 2002, S. 125) dient dem Schmerzmanagement und wurde zeitweise in der sechsten Gruppensitzung angeboten.

**Trance »Mein Schmerz-Drehschalter«**

Stelle dir vor deinem inneren Auge einen Schmerz-Drehschalter vor, mit dem du deinen Schmerz jederzeit kontrollieren und ausschalten kannst ... Nimm ein Material, das du gerne in die Hand nimmst ... gib dem Schalter eine Form, die angenehm in deiner Hand liegt ... und male ihn in geeigneten Farben an oder beschrifte ihn mit einem Wort ... vielleicht hörst du auch einen wohlklingenden Ton, jedes Mal wenn du den Schalter bewegst? ...

Wenn du deinen Schmerzschalter fertig gestaltet hast, dann such einen Platz, wo der Schalter gut hinpasst ... vielleicht gibt es in deinem Körper einen guten Ort oder du hast anderswo einen guten Platz, wo du jederzeit den Schalter berühren kannst? ...

Installiere den Schalter so, dass er sich leicht drehen lässt, in verschiedene Richtungen ... und probiere aus, in welche Richtung du den Schmerz-Drehschalter drehen musst, damit er ausschaltet ...

Nun, nachdem der Schalter fertig ist, nimm ihn in deine Hand und beginne, ihn in Aus-Richtung zu drehen ... drehe ihn in deinem eigenen Tempo, langsam, schneller, wechselnd ... und, falls du jetzt Kopfschmerzen hast, spüre, wie mit jeder weiteren Drehung deine Kopfschmerzen weniger werden und mit jeder Drehung du vielleicht einen wohlklingenden Ton hörst ... wie gleichzeitig deine Kopfschmerzen weniger werden ... mit jeder Drehung und mit jedem Ton werden deine Kopfschmerzen weiter runtergefahren ... und du kannst den Schalter so lange drehen und den Ton so lange hören, bis deine Kopfschmerzen ausgeschaltet sind ... und du ein gutes Gefühl im Kopf hast ...

Darüber hinaus könnte man auch alle anderen Strategien einsetzen, die sich in der Therapie psychosomatischer oder somatoformer Störungen bei Kindern und Jugendlichen bewährt haben. So kann zum Beispiel das Symptom personifiziert werden. Eine solche Symptomgestalt wird nun in Trance in allen Sinnesqualitäten (Form, Größe, Farbe, Stimme ...) lustvoll verändert, es werden kleine Geschichten um diese Person entwickelt (Wirl 2009). Eventuell ist dann auch eine Kommunikation mit dem Symptom im Sinne einer Teile-Arbeit möglich (Seemann 2002, S. 127).

Signer-Fischer (2009) zeigt, wie Symptome bei Kindern und Jugendlichen auf drei Ebenen hypnotherapeutisch behandelt werden können: Während es zunächst um eine Veränderung des Symptoms geht, treten dann die aktuelle Lebenssituation des Kindes und schließlich seine bisherige Lebensgeschichte und die Persönlichkeit in den Fokus der Therapie.

Die schmerzkranken Kinder und Jugendlichen leben normalerweise in ihren Familien, ihre Eltern geben die Regeln des Zusammenlebens und der Alltagsgestaltung vor. *Familiengespräche* können dann sinnvoll und notwendig sein, wenn einzelne Familienmitglieder positive Veränderungen für das schmerzkranke Kind behindern oder gar blockieren. Ergänzende Sitzungen für die Familie sind unbedingt notwendig, wenn sich die Hypothese ergibt, dass die Schmerzen eine wichtige stützende Funktion für das Familiensystem haben:

> **Noahs** (11 Jahre alt) Eltern haben schon seit Längerem viele Konflikte, die sie vor ihm und seinem Bruder zu verbergen versuchen. Sie bemühen sich, nur dann offen zu streiten, wenn keines der Kinder anwesend ist. Noah leidet seit ungefähr einem Jahr unter schlimmen Bauchschmerzen. Beide Eltern machen sich deshalb um Noahs Gesundheit große Sorgen, die Bauchschmerzen und deren Behandlung sind das vorherrschende Familienthema. Gemeinsam begleiten die Eltern Noah zu den medizinischen Untersuchungen, sie belesen sich in entsprechenden Foren im Internet und tauschen sich darüber aus. Seit einigen Wochen kann Noah die Schule nicht mehr besuchen, er verbringt fast den ganzen Tag zu Hause. Vater und Mutter organisieren, dass tagsüber immer ein Elternteil bei Noah bleiben kann.

Alles im Kopf! kann interdisziplinär auch durch andere Therapieformen sinnvoll ergänzt werden: An der Kinderklinik Dritter Orden in München enthält das Gruppenangebot von Alles im Kopf! eine zusätzliche Einheit, die nach der dritten psychologischen Sitzung stattfindet. Diese wird gemeinsam von den Therapeutinnen der *Physio- und Ergotherapie* gestaltet und steht unter der Überschrift: »Mein Körper ist Bewegung!« Die Teilnehmer experimentieren darin mit verschiedenen

Sitzhaltungen, sie lernen, Verspannungen zu spüren und mithilfe einfacher Übungen aufzulösen.

Ein *Biofeedback-Gerät* leistet an dieser Stelle einen wichtigen Beitrag. Auf einfache und attraktive Art werden damit psychosomatische Zusammenhänge verdeutlicht. Die Kinder und Jugendlichen können die Wirkung aller Interventionen mithilfe des Biofeedbacks validieren und so einerseits ihre Körperwahrnehmung schulen und andererseits Entspannungstechniken trainieren. Dieser körperorientierte Zugang ist eine wichtige Bereicherung des kognitiven Arbeitens in der Psychotherapie. Auch durch Angebote aus dem Bereich der *kreativen Therapien* oder der *Musiktherapie* ließe sich ALLES IM KOPF! deshalb mit Gewinn erweitern.

Zur Zeit kommt ALLES IM KOPF! im ambulanten Setting zum Einsatz. Mit einer Ergänzung durch weitere Therapieangebote (siehe oben), aktivierende Verfahren mit Impulsen zu einer gesundheitsfördernden Alltagsgestaltung sowie Belastungserprobungen wäre es ebenso zu einem *tagesklinischen Konzept* erweiterbar.

ALLES IM KOPF! ist in der täglichen Arbeit mit schmerzkranken Kindern entstanden und wird immer noch weiterentwickelt. Erst seit einigen Monaten werden die Fragebögen verwendet, die vor dem ersten Termin an die angemeldeten Familien verschickt werden. Bei der *Evaluation* wäre nun sowohl direkt nach der Therapiephase als auch in der Katamnese interessant, ob sich der Erfolg auch in Veränderungen des gemessenen Copingverhaltens der Kinder und der Eltern im *Paediatric Pain Coping Inventory* (»PPCI-Revised«) und der *Parental Catastrophizing Scale* (»PCS-P«) abbildet. Die entsprechenden Bögen sollten also in Zukunft noch einmal nach Therapieende zum Einsatz kommen.

Bei Kindern mit wiederkehrenden oder chronischen Schmerzen und ihren Familien sind das Leid und die Hilflosigkeit meist sehr groß. Dies ist für mich ein ständiger Ansporn, ihnen durch möglichst passgenaue therapeutische Angebote einen Weg zu mehr Wohlbefinden und Lebensfreude zu eröffnen. Für weitere Ideen, Anregungen und Impulse bin ich deshalb sehr dankbar.

Schließlich sollen immer mehr junge Patienten die Erfahrung machen dürfen, dass sie die nötigen Mittel und Ressourcen zur Bewältigung ihrer Schmerzen selbst in sich tragen – dass sie im wahrsten Sinne des Wortes also ALLES IM KOPF! haben.

# Informationen und Literatur zum Weiterlesen

## Für Therapeuten

### Internetseiten

**Deutsches Kinderschmerzzentrum**
www.deutsches-kinderschmerzzentrum.de

- Fragebögen und Schmerztagebücher als Download
- Fortbildungsangebot

**Deutsche Migräne- und Kopfschmerzgesellschaft (DMKG)**
www.dmkg.de

- Kopfschmerzakademie mit Fortbildungsangebot zu diesem Thema
- Hinweis auf Kongresse und Tagungen
- Informationen zu aktuellen Forschungsergebnissen und Leitlinien

**Österreichische Kopfschmerzgesellschaft**
www.oeksg.at

- Hinweis auf Kongresse und Tagungen

**Schweizerische Kopfwehgesellschaft**
www.headache.ch

- Hinweis auf Kongresse und Tagungen

**Milton Erickson Gesellschaft für Klinische Hypnose**
www.meg-hypnose.de

- Informationen zu Hypnose und Hypnotherapie
- Therapeuten- und Expertenliste
- Curricula und Fortbildungen in Klinischer Hypnose/medizinischer Hypnose/Hypnose für Kinder
- Fachaustausch online
- Forschungsprojekte

**Deutsche Gesellschaft für Hypnose und Hypnotherapie**
www.dgh-hypnose.de

- Informationen zu Hypnose und Hypnotherapie
- Therapeuten- und Expertenliste

- Curricula und Fortbildungen
- Forschungsprojekte

**Aktion Mütze – Kindheit ohne Kopfzerbrechen**
www.aktion-muetze.de
- Ratgeber für Kinder und Jugendliche (9–16 Jahre) zur Information über Kopfschmerzen sowie präventive Maßnahmen, bestellbar
- Entspannungs-CD mit Anleitung zur Progressiven Muskelentspannung, bestellbar

**Deutsche Schmerzgesellschaft e. V.**
www.dgss.de
- Fort- und Weiterbildungen der Deutschen Schmerzakademie
- Forschungs- und Förderprojekte zu verschiedenen schmerzbezogenen Themen

## Für junge Patienten und deren Eltern

### Internetseiten

**Deutsches Kinderschmerzzentrum**
www.deutsches-kinderschmerzzentrum.de
- Informationen über chronische Schmerzen für Kinder, Jugendliche und Eltern
- Videos mit Interviews zum Thema »chronische Schmerzen«
- Videos mit Animationsfilmen zu den Themen »chronischer Schmerz« und »Migräne«

**Deutsche Migräne- und Kopfschmerzgesellschaft (DMKG)**
www.dmkg.de
- Informationen für verschiedene Kopfschmerzformen
- Aktuelle Therapieempfehlungen für Kinder und Erwachsene
- Kopfschmerzkalender
- Therapeuten- und Expertenliste
- Beantwortung häufiger Fragen (FAQs) rund um das Thema Kopfschmerzen

**Österreichische Kopfschmerzgesellschaft**
www.oeksg.at
- Therapeuten- und Expertenliste
- Fragebogen und Kopfschmerzkalender als Download

**Schweizerische Kopfwehgesellschaft**
www.headache.ch

- Informationen für verschiedene Kopfschmerzformen
- Aktuelle Therapieempfehlungen für Kinder und Erwachsene
- Kopfschmerzkalender als Download
- Patientenberichte und -fragen

**Initiative Schmerzlos**
www.initiative-schmerzlos.de

- Informationen über chronische Schmerzen und deren Behandlung für Jugendliche und ihre Eltern
- Schmerzkalender als Download
- Blog verschiedener Schmerzexperten
- gesponsert von der Firma Reckitt-Benckiser

**Aktion Mütze – Kindheit ohne Kopfzerbrechen**
www.aktion-muetze.de

- Ratgeber für Kinder und Jugendliche (9–16 Jahre) zur Information über Kopfschmerzen sowie präventive Maßnahmen
- Entspannungs-CD mit Anleitung zur Progressiven Muskelentspannung
- Materialien zur Gestaltung einer Unterrichtsstunde zum Thema »Kopfschmerzen«
- Informationsbroschüre für Kindergärten

**»Stopp den Kopfschmerz-Online-Training«**
www.stopp-den-kopfschmerz.de

- internetgestütztes wissenschaftlich evaluiertes Selbsthilfeprogramm für Kinder und Jugendliche (10–18 Jahre) über sechs Wochen

**MigräneLiga e. V.**
www.migraeneliga.de

- Informationen zur Migräne und ihrer Behandlung
- Therapeuten- und Expertenliste

**Deutsche Schmerzgesellschaft e. V.**
www.dgss.de

- Informationen über chronische Schmerzen und ihre Behandlung (Erwachsene)
- Kontakt zu Selbsthilfegruppen
- schmerzApp: App zu aktuellen Informationen rund um das Thema Schmerz – über iTunes oder den Google Play Store kostenlos herunterzuladen

**Deutsche Gesellschaft für Kinder und Jugendmedizin**
www.dgkj.de
- Informationsflyer »Mein Kind hat Bauchschmerzen« als PDF-Download

**Milton Erickson Gesellschaft für Klinische Hypnose**
www.meg-hypnose.de
- Informationen zu Hypnose und Hypnotherapie
- Therapeuten- und Expertenliste

**Deutsche Gesellschaft für Hypnose und Hypnotherapie**
www.dgh-hypnose.de
- Informationen zu Hypnose und Hypnotherapie
- Therapeuten- und Expertenliste

## Bücher

Seemann, Hanne (2013): Kopfschmerzkinder – was Eltern, Lehrer und Therapeuten tun können. Stuttgart (Klett-Cotta)

- Informationen zu Kopfschmerzen und zur Unterscheidung von Migräne und Spannungskopfschmerzen
- Tipps und Übungen zur Prävention und für den Umgang damit

Dobe, Michael u. Boris Zernikow (2016): Rote Karte für den Schmerz – wie Kinder und Eltern aus dem Teufelskreis chronischer Schmerzen ausbrechen. Heidelberg (Carl-Auer), 4., überarb. Aufl.

- Informationen zum Zusammenwirken körperlicher, psychischer und sozialer Faktoren bei der Entstehung chronischer Schmerzen
- Tipps und Hinweise zu günstigen Verhaltensweisen bei chronischen Schmerzen
- einfache Techniken der Schmerzbewältigung
- Klärung häufiger Fragen für betroffene Eltern
- Tipps für die Kommunikation mit Lehrern und Ärzten

Seemann, Hanne (2011): Mein Körper – Freund oder Feind. Stuttgart (Klett-Cotta)

- Informationen zum hypnosystemischen Modell der Entstehung von psychosomatischen Störungen und Tipps zu deren Prävention bei Erwachsenen
- CD mit Imaginationen zur Selbsthypnose

Lohaus, Arnold u. Johannes Klein-Heßling (1999): Kinder im Stress und was Erwachsene dagegen tun können. München (Beck) – leider nur noch antiquarisch erhältlich

- Tipps und Informationen zu Stress und Stressbewältigung im Kindes- und Jugendalter für Eltern und Erzieher
- Übungen zur Stressprävention und -bewältigung im Alltag

Kossak, Hans-Christian (2016): Lernen leicht gemacht – gut vorbereitet und ohne Prüfungsangst zum Erfolg. Heidelberg (Carl-Auer), 3., überarb. Aufl.

- viele Tipps und Übungen zum entspannten und effektiven Lernen sowie zum Zeitmanagement
- Übungen zur Selbsthypnose und zum Mentaltraining

Häuser, Winfried (2007): Schmetterlinge im Bauch – Behandlung von Reizmagen und Reizdarm durch medizinische Hypnose. Audio-CD. Stuttgart (Hypnos)

- CD mit Trancen zur Selbsthypnose (Manchester-Protokoll und weitere hilfreiche Metaphern) für Erwachsene

# Danksagung

Dieses Buch ist über viele Jahre entstanden. Deshalb ist es mir unmöglich, allen zu danken, die daran Anteil haben, indem sie mich Wichtiges gelehrt, mich gefördert und mir den notwendigen Raum für Entwicklung gegeben haben.

Ganz besonders möchte ich aber Dr. Burkhard Peter herzlichen Dank sagen: Bei ihm habe ich die Grundlagen der Klinischen Hypnose gelernt, und durch seine Supervisionen wurde ich immer sicherer in der Anwendung. Nicht zuletzt ist er mir in ganz vielen Anliegen immer wieder hilfreich zur Seite gestanden.

Ich bedanke mich außerdem von Herzen bei allen, die mich explizit bei der Entwicklung des Konzepts und des Manuskripts zu diesem Buch unterstützt haben:

- bei meinen Kolleginnen Meike Arts, Anne Engels, Bea Schreiber-Gollwitzer und Johanna Wittmann für ihre kreativen Beträge und Ideen, fürs kritische Probelesen und für reflektierende Gespräche zwischendurch,
- bei meiner Kollegin Petra Busse-Widmann für die wunderbare Namensgebung von ALLES IM KOPF!,
- bei Anita Vöhringer und dem Team der Stadtbibliothek Germering für die schnelle und zuverlässige Erfüllung jedes Literaturwunsches,
- bei meinen Freundinnen und meiner Familie fürs Probelesen, fürs Mutmachen und für die praktische Entlastung im Alltag!

Vor allem aber danke ich allen meinen jungen Patienten, die über die vielen Jahre an meinen Gruppen teilgenommen haben oder bei mir in Einzeltherapie waren: Ohne ihre aktive Auseinandersetzung mit den angebotenen Inhalten und ihr konstruktives Feedback wäre das vorliegende Manual von ALLES IM KOPF! nicht möglich geworden.

*Andrea Kaindl*

# Übersicht des Online-Materials

# Literatur


Albers, L. et al. (2015): Epidemiologie primärer Kopfschmerzen bei Kindern und Jugendlichen. *Nervenheilkunde* 8: 601–606.

Bach, F. (2012): Kinder und Jugendliche mit wiederkehrenden Kopfschmerzen vor und nach einem multimodalen Gruppentraining. Universität Tübingen (Dissertation).

Ballantine, J. C. u. M. D. Sullivan (2015): Intensity of chronic pain – the wrong metric? *New England Journal of Medicine* 373: 2098–2099.

Basler, H. D. und B. Kröner-Herwig (Hrsg.) (1995): Psychologische Therapie bei Kopf- und Rückenschmerzen. München (Quintessenz), 2. Aufl. 1998.

Berger, T. u. U. Damschen (2009): Chronische Bauchschmerzen. In: B. Zernikow (2003): Schmerztherapie bei Kindern, Jugendlichen und jungen Erwachsenen. Heidelberg (Springer), 4. Aufl.

Bischoff, C., H. C. Traue u. H. Zenz (1993): Kopfschmerz vom Spannungstyp. In: H. D. Basler et al. (Hrsg.): Psychologische Schmerztherapie. Heidelberg (Springer), 4. Aufl. 1999.

Bufler, P., M. Groß u. H. H. Uhlig (2011): Chronische Bauchschmerzen bei Kindern und Jugendlichen. *Deutsches Ärzteblatt* 108 (17): 295–303.

Bürk, G., M. Frosch u. B. Zernikow (2009): Schmerzen am Bewegungsapparat. In: B. Zernikow (Hrsg.): Schmerztherapie bei Kindern, Jugendlichen und jungen Erwachsenen. Heidelberg (Springer).

Conrad, T. (2008): Ich flieg dann mal. Praxiswissen und Behandlungsmethoden für die Therapie von Flugangst. Heidelberg (Carl Auer).

Denecke, H u. B. Kröner-Herwig (2000): Kopfschmerztherapie mit Kindern und Jugendlichen. Göttingen (Hogrefe).

Dobe, M. u. B. Zernikow (Hrsg.) (2013): Therapie von Schmerzstörungen im Kindes- und Jugendalter. Heidelberg (Springer).

Dworkin R. H., J. S. Gewandter u. S. M. Smith (2015): Reliability is necessary but far from sufficient: How might the validity of pain ratings be improved? *Clinical Journal of Pain* 31: 599–602.

Ebell, H. (2002): Hypnose und Selbsthypnose bei chronischen Schmerzpatienten. *Hypnose und Kognition* 19: 27–38.

Ellert, U., H. Neuhauser u. A. Roth-Isigkeit (2007). Schmerzen bei Kindern und Jugendlichen in Deutschland: Prävalenz und Inanspruchnahme medizinischer Leistungen. *Bundesgesundheitsblatt – Gesundheitsforschung – Gesundheitsschutz* 50: 711–717.

Evers, S. et al. (2008). Therapie idiopathischer Kopfschmerzen im Kindes- und Jugendalter. *Nervenheilkunde* 12: 1127–1147.

Faymonville, M.-E. (2010): Hypnose in der Anästhesie. *Zeitschrift für Hypnose und Hypnotherapie* 5, 111–120.

Gaul, C. (2015): Trigemino-autonome Kopfschmerzen im Kindes und Jugendalter. *Nervenheilkunde* 8: 632–634.

Gerber, W. (2010): Kopfschmerzen bei Kindern und Jugendlichen – das MIPAS-Family-Programm. Göttingen (Hogrefe).

Gerber-von Müller, G. et al. (2012): Verhaltenspädiatrie chronischer Kopfschmerzen im Kindes- und Jugendalter: state of the art. *Zeitschrift für Medizinische Psychologie* 21 (3): 122–131.

Gerl, W. (1998): Moderne Hypnose: Hilfe durch das Unbewusste. Stuttgart (Trias).

Gonsalkorale, W. M. (2006): Gut-directed hypnotherapy: the Manchester approach for treatment of irritable bowel syndrome. *International Journal of Clinical and Experimental Hypnosis* 54 (1): 27–50.

Groß, M. u. P. Warschburger (2012a): Chronische Bauchschmerzen im Kindes- und Jugendalter – Das »Stopp den Schmerz mit Happy-Pingu«-Programm. Göttingen (Hogrefe).

Groß, M. u. P. Warschburger (2012b): Evaluation of a Cognitive-Behavioral Pain Managmenent Program for Children with Chronic Abdominal Pain: A Randomized Controlled Study. *International Journal of Behavioral Medicine* 20: 434–443.

Groß, M. u. P. Warschburger (2013): Chronische Bauchschmerzen: Psychosoziale Belastungen und behandlungsinduzierte Veränderungen in der Krankheitsbewältigung. *Verhaltenstherapie* 23: 80–89.

Gulewitsch, M. D. et a.l (2012): Therapie funktioneller Bauchschmerzen bei Kindern. *Schmerz* 26, 160–167.

Gysin, T., A. Signer-Fischer u. C. Ziegler (2000): Selbsthilfe in der Behandlung von chronischen und episodischen unspezifischen Kopfschmerzen bei Kindern und Jugendlichen mit Hypnose und Selbsthypnose. *Pädiatrische Praxis* 57: 393–399.

Haas, J. P. (2009): Chronische muskulo-skelettale Schmerzen im Kindes- und Jugendalter. *Monatsschrift Kinderheilkunde* 157: 647–754.

Hansen, E. (2010): Hypnotische Kommunikation – eine Bereicherung im Umgang mit Patienten. Zeitschrift für Hypnose und Hypnotherapie 5: 51–68.

Häuser, W. (2007): Schmetterlinge im Bauch – Behandlung von Reizmagen und Reizdarm durch medizinische Hypnose. [Audio-CD] Stuttgart (Hypnos).

Häuser W. et al. (2016): Wirksamkeit, Sicherheit und Anwendungsmöglichkeiten medizinischer Hypnose. *Deutsches Ärzteblatt* 113: 289–296.

Hechler, T. et al. (2008): Schmerzbezogene Copingstrategien von Kindern und Jugendlichen mit chronischen Schmerzen – Überprüfung einer deutschen Fassung der Paediatric Pain Coping Inventory (PPCI). *Schmerz* 22 (4): 442–457.

Hechler, T. et al. (2011): Parental catatrophizing about their child's chronic pain: are mothers and fathers different? *European Journal of Pain* 15 (5): 472–483.

Hefner, J. et al. (2009): Hypnotherapeutische Interventionen beim Reizdarmsyndrom – eine systematische Übersicht. *Zeitschrift für Gastroenterologie* 47: 1153–1159.

Holtz, K. L. u. S. Mrochen (2005): Einführung in die Hypnotherapie mit Kindern und Jugendlichen. Heidelberg (Carl-Auer), 2.Aufl. 2009.

Jensen, M. P. (2012): Hypnose bei chronischem Schmerz – ein Behandlungsmanual. Heidelberg (Carl-Auer), 2. Aufl. 2015.

Jensen, M. P. et al. (2015): The number of ratings needed for valid pain assessment in clinical trials: replication an extension. *Pain Medicine* 16: 1764–1772.

Kohen, D. P. (2010): Long-term follow-up of self-hypnosis training for recurrent headaches: What the children say. *International Journal of Clinical and Experimental Hypnosis* 58 (4): 417–432.

Kohen, D. P. (2011): Chronic daily headache: helping adolescents help themselves with self-hypnosis. *American Journal für Clinical Hypnosis* 54 (1): 32–46.

Kohen D. P. a. R. Zajac (2007): Self-hypnosis training for headaches in children and adolescents. *Journal of Pediatrics* 150: 635–639.

Kossak, H.-C. (2004): Hypnose – Lehrbuch für Psychotherapeuten und Ärzte. Weinheim (Beltz PVU).

Kossak, H.-C. (2008): Lernen leicht gemacht – gut vorbereitet und ohne Prüfungsangst zu Erfolg. Heidelberg (Carl-Auer).

Kröner-Herwig, B. (2005): Praxisevaluation »Stopp den Kopfschmerz«. (Abschlussbericht 10/2005 für die Therapeuten/innen).

Kröner-Herwig, B. u. H. Denecke (2000): Kopfschmerztherapie mit Kindern und Jugendlichen. Göttingen (Hogrefe).

Kropp, P. et al. (2015): Psychologische Behandlung des Kopfschmerzes im Kindes- und Jugendalter. *Nervenheilkunde* 8: 607–610.

Kropp, P. et al. (2016): Entspannungsverfahren und verhaltenstherapeutische Interventionen zur Behandlung der Migräne. *Nervenheilkunde* 7–8: 502–515.

Lässle, R. u. J. Herrmann (2014): Stress-Symptome und Depressivität bei weiblichen Jugendlichen mit funktionellen Bauchschmerzen – erste Ergebnisse. *Verhaltenstherapie und Verhaltensmedizin* 35 (4): 351–360.

Lau, C.-I. et al. (2014): Association between migraine and irritbale bowel syndrome: a population-based retrospective cohort study. *European Journal of Neurology*, 21: 1198–1204.

Lohaus, A. u. J. Klein-Heßling (1999): Kinder im Stress und was Erwachsene dagegen tun können. München (Beck).

Lorenz-Wallacher, L. (2016): Schwangerschaft, Geburt und Hypnose: Hypnoaktive Geburtsvorbereitung. Heidelberg (Carl-Auer).

Mahler, T. (2015): Education and Hypnosis for treatment of functional gastrointestinal disorders (FGIDS) in pediatrics. *American Journal of Clinical Hypnosis* 58 (1): 115–128.

Manyar, F. H. et al. (2014): Photic hypersensitivity in the premonitory phase of migraine – a positron emission tomography study. *European Journal of Neurology* 21: 1178–1183.

Meiss, O. (2004): Hypnotherapeutische Methoden zur Aktivierung des unbewussten Körperwissens. Vortrag auf der Jahrestagung der Milton-Erickson-Gesellschaft, »Hypnose, Trance und Gesundheit«, Bad Orb, 18.–21. März 2004. [Audio-CD]. Müllheim (Auditorium Netzwerk).

Milde-Busch, A. (2012): Gesundheitliche Belastungen jugendlicher Gymnasiasten. In: T. Hellbrüge u. B. Schneeweiß (Hrsg.): Kinder im Schulalter – Verhaltensstörungen, Lernprobleme, Normabweichungen. Stuttgart (Klett-Cotta), S. 191–196.

Mongan, M. F. (2013): Hypnobirthing. Murnau am Staffelsee (Mankau).

Müller, B. u. M. Sidler (2014): Funktionelle Bauchschmerzen bei Kindern und Jugendlichen – ein Update. *Paediatrica* 25 (1): 8–11.

Ochs, M. u. J. Schweizer (2005): Systemische Familientherapie bei kindlichen Kopfschmerzen. *Psychotherapie im Dialog* 1: 19–25.

Oelkers-Ax, R. (2006): Schmerz bei Kindern und Jugendlichen – Psychotherapeutische Verfahren. München (Ernst Reinhardt).

Olness, K. et al. (1987): Comparison of seIf-hypnosis and Propranolol in the treatment of juvenile ciassic migraine. *Pediatrics* 79 (4): 593–597.

Olness, K. u. D. P. Kohen (2006): Lehrbuch der Kinderhypnose und -hypnotherapie. Heidelberg (Carl-Auer), 2. Aufl.

Palsson, O. S. (2015): Hypnosis treatment of gastrointestinal disorders: a comprehensive review of the empirical evidence. *American Journal of Clinical Hypnosis* 58 (2), 134–158.

Peter, B. (2005): Hypnose und Hypnotherapie. *Psychotherapie im Dialog* 6: 34–39.

Peter, B. (2010): Konstruktion von Symptomgestalt und Symptomträger. Zwei hypnotherapeutische Strategien bei chronischen Schmerzpatienten. *Hypnose-ZHH* 5 (1&2): 163–178.

Petter, M. et al. (2013): The Role of Mindfulness in the Pain Experience of Adolescents. *Journal of Pain* 14: 1709–1718.

Pielsticker, A. (2002): Hypnotische Schmerzkontrolle bei chronischem Kopfschmerz. *Hypnose und Kognition* 19: 51–62.

Porreca, F. u. T.Price (2013) Ungebetener Dauergast. *Gehirn und Geist Dossier* 3: 18–23.

Powers, S. W. et al. (2013): Cognitive behavioral therapy plus amitriptyline for chronic migraine in children and adolescents: a randomized clinical trial. *The Journal of the American Medical Association (JAMA)* 310: 2622–2630.

Revenstorf, D. (2005). Hypnotherapie bei Schmerzen – wie wirksam ist die psychologische Schmerztherapie? *Psychotherapie im Dialog* 6: 82–86.

Revenstorf, D. (2009): Trance und die Ziele und Wirkungen der Hypnotherapie. In: D. Revenstorf u. B. Peter (Hrsg.): Hypnose in Psychotherapie, Psychosomatik und Medizin. Heidelberg (Springer), S. 15–29.

Revenstorf, D. u. B. Peter (Hrsg.) (2009): Hypnose in Psychotherapie, Psychosomatik und Medizin. Manual für die Praxis. Heidelberg (Springer), 2. Aufl.

Robins, P. M. et al. (2005): A Randomized Controlled Trial of a Cognitive-Behavioral Family Intervention for Pediatric Abdominal Pain. *Journal of Pediatric Psychology* 30 (5): 397–408.

Rogovic, A. L. a. R. D. Goldman (2007): Hypnosis in the treatment of pain in children. *Canadian Familiy Physician* 53: 823–825.

Rutten, J. M. et al. (2014): Gut-directed hypnotherapy in children with irritable bowel syndrome or funtional abdominal pain: a randomized controlled trial on self-exercise at home using CD versus individual therapy by qualified therapist. *BMC Pediatrics* 14: 140.

Saadat, H. a. Z. N. Kain (2007): Hypnosis as a therapeutic tool in pediatrics. *Pediatrics* 120: 179–181.

Schmierer, A. (2010): Hypnose in der Zahnheilkunde. *Zeitschrift für Hypnose und Hypnotherapie* 5: 69–93.

Scholz, O. B. (2006): Hypnotherapie bei chronischen Schmerzerkrankungen. Bern (Huber).

Schroeder, S. et al. (2010): Deutscher Schmerzfragebogen für Kinder, Jugendliche und deren Eltern (DSF-KJ) – Ein multimodaler Fragebogen zur Diagnostik und Therapie chronischer Schmerzen im Kindes- und Jugendalter. *Schmerz* 24 (1): 23–37.

Seemann, H. (2002): Kopfschmerzkinder. Migräne und Spannungskopfschmerzen verstehen und psychotherapeutisch behandeln. Stuttgart (Pfeiffer bei Klett-Cotta).

Seemann, H. (2007): Freundschaft mit dem eigenen Körper schließen. Stuttgart (Klett-Cotta), 7. Aufl. 2009.

Seemann, H. et al. (2002): Chronifizierungsprävention primärer Kopfschmerzen bei Kindern und Jugendlichen – Evaluation einer lösungsorientierten Gruppentherapie in der ambulanten Versorgung. *Kindheit und Entwicklung* 11: 185–197.

Signer-Fischer, S. (2009): Störungsbilder bei Kindern und Jugendlichen. In: D. Revenstorf u. B. Peter (Hrsg.): Hypnose in Psychotherapie, Psychosomatik und Medizin. Heidelberg (Springer), S. 751–763.

Stenzel, A. (2009): Verschmerzt! 99 hypnotische Angebote bei chronischen Schmerzen. München (CIP-Medien).

Straube, A. et al. (2015): Führt eine niedrigschwellige Psychoedukation in der Schule zu einer Reduktion von Kopfschmerzen? *Nervenheilkunde* 8: 628–630.

Swannell, E. R. et al. (2016): Some words hurt more than others: semantic activation of pain concepts in memory and subsequent experiences of pain. *Journal of Pain* 17: 336–349.

Van Gessel, H., J. Gaßmann a. B. Kröner-Herwig (2011): Children in Pain: Recurrent Back Pain, Abdominal Pain and Headache in Children and Adolescents in a Four-Year-Period. *The Journal of Pediatrics* 158: 977–983.

Vlieger, A. M. et al. (2007): Hypnotherapy for children with functional abdominal pain or irritable bowel syndrome: a randomized controlled trial. *Gastroenterology* 133: 1430–1436.

Warschburger, P. u. P. Groß (2008): »Stopp den Schmerz!« Ein kognitiv-behaviorales Behandlungsprogramm für Kinder mit Bauchschmerzen. *Verhaltenstherapie* 18: 162–167.

Weiss, T. u. W. H. R. Miltner (2010): Kortikale Mechanismen hypnotischer Analgesie. *Zeitschrift für Hypnose und Hypnotherapie* 5: 9–32.

Wicks, G. R. (2009): Chirurgie. In: D. Revenstorf u. B. Peter (Hrsg.): Hypnose in Psychotherapie, Psychosomatik und Medizin. Heidelberg (Springer), S. 641–649.

Wirl, C. (2009): Psychosomatische Beschwerden bei Kindern und Jugendlichen. In: D. Revenstorf u. B. Peter (Hrsg.): Hypnose in Psychotherapie, Psychosomatik und Medizin. Heidelberg (Springer), S. 764–777.

Zernikow, B. et al. (2012): Definition, Diagnostik und Therapie von chronischen Schmerzen in mehreren Körperregionen und des sogenannten Fibromyalgiesyndroms bei Kindern und Jugendlichen. *Schmerz* 26: 318–330.

Zernikow, B u. J. Wager (2016): Migräne – hab ich im Griff. Video und wissenschaftliches Begleitmaterial. Verfügbar unter: *http://www.deutsches-kinderschmerzzentrum*.de.

## Über die Autorin

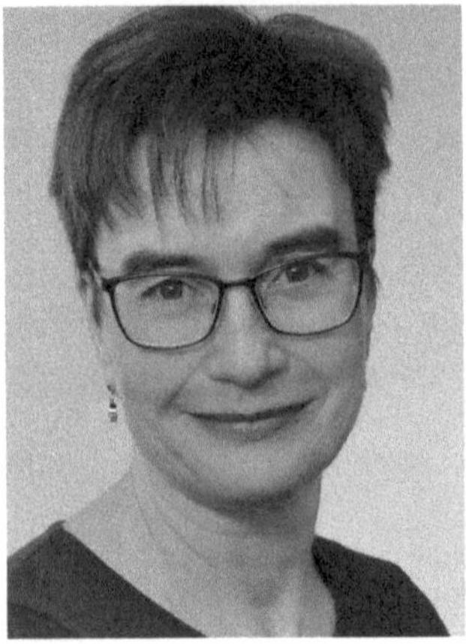

*Andrea Kaindl,* Diplom-Psychologin, Fort- und Weiterbildungen in Klinischer Hypnose (MEG), Verhaltenstherapie, Kurzzeitpsychotherapie, Psychoonkologie und spezieller Schmerzpsychotherapie. Von 2000 bis 2011 führte sie für die Techniker Krankenkasse sogenannte »Kopfschmerzgruppen« durch, seit 2011 in Zusammenarbeit mit dem Sozialpädiatrischen Zentrum der Klinik für Kinder und Jugendmedizin des Klinikums Dritter Orden in München das Programm ALLES IM KOPF! Seit 2014 leitet sie an der dortigen Schmerzambulanz auch Einzel- und Gruppentherapien.

Seit 2006 ist Andrea Kaindl in einer Privatpraxis für Psychotherapie (HPG) mit den Schwerpunkten Psychosomatik/Bewältigung schwerer Erkrankungen tätig.

Kontakt: *www.kaindl-therapie.de*